肿瘤的治疗与康复研究

主编：施敏　罗念平

吉林科学技术出版社

图书在版编目（CIP）数据

肿瘤的治疗与康复研究 / 施敏，罗念平主编 . -- 长春：吉林科学技术出版社，2022.12
ISBN 978-7-5744-0075-7

Ⅰ．①肿… Ⅱ．①施… ②罗… Ⅲ．①肿瘤－治疗－研究②肿瘤－康复－研究 Ⅳ．① R73

中国版本图书馆 CIP 数据核字（2022）第 235914 号

肿瘤的治疗与康复研究

主　　编　施　敏　罗念平
出 版 人　宛　霞
责任编辑　李　征
封面设计　庄　琦
制　　版　崔永晨
幅面尺寸　170mm×240mm
开　　本　16
字　　数　110 千字
印　　张　15.375
印　　数　1—1500 册
版　　次　2022 年 12 月第 1 版
印　　次　2023 年 2 月第 1 次印刷

出　　版　吉林科学技术出版社
发　　行　吉林科学技术出版社
地　　址　长春市南关区福祉大路 5788 号出版大厦 A 座
邮　　编　130118
发行部电话 / 传真　0431—81629529 81629530 81629531
　　　　　　　　　　81629532 81629533 81629534
储运部电话　0431—86059116
编辑部电话　0431—81629510
印　　刷　廊坊市印艺阁数字科技有限公司

书　　号　ISBN 978-7-5744-0075-7
定　　价　78.00 元

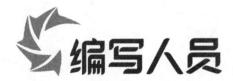

编写人员

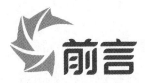

前言

　　恶性肿瘤是目前对人类健康造成威胁的重要疾病之一，对恶性肿瘤的病因、预防、诊断、治疗的研究是世界各国临床医学研究的主题，随着现代医学的进步，有关肿瘤医学的研究领域也是临床发展较快的领域，外科手术、放疗、化疗三大支柱疗法近年来也迅速发展。外科治疗以微创外科为代表；放疗则以设备更新、科学定位、根据病理组织分层分类精准定位、最大限度地降低放疗副作用为突破点；化疗则以介入、基因、干细胞为引领；在我国还有中医及中西医结合治疗等。所有这些都为肿瘤治疗学提供了更多、更新、更有效的方法。

　　恶性肿瘤已是一种严重危害人类健康的常见病、多发病。据最新统计，每年全世界死于恶性肿瘤者约 710 万人，其中我国约 130 万人，它已经成为导致人类死亡的首位疾病。因而，人们对于肿瘤治疗的态度首先是救命，而没有足够重视肿瘤患者的康复问题，致使许多肿瘤患者虽保住了生命，却因功能障碍导致终生残障、生活不能自理，甚至一辈子需要人照顾，给患者家庭和社会带来极大影响。因此，恶性肿瘤的康复护理也是摆在社会和医务工作者面前的重要任务。所以，我们在探索肿瘤治疗的方法和技术的同时，也要关注肿瘤患者的康复护理，帮助患者恢复机体功能、提高生活质量，进而延长生存期。

　　本书第一章为肿瘤概述，介绍了肿瘤的基本知识、肿瘤的诊断、肿瘤的防治现状；第二章为肿瘤的病因，内容包括化学因素、物理因素、病毒因素、遗传因素、激素因素、免疫因素；第三章为肿瘤的临床治疗方法，介绍了肿瘤的外科治疗、肿瘤的放射治疗、肿瘤的介入放射治疗，以及肿瘤的化学治疗；第四章为常见肿瘤的治疗，内容包括食管癌的治疗、肺癌的治疗、胃癌的治疗、乳腺癌的治疗、白血病的治疗；第五章为肿瘤患者的康复护理，内容包括肿瘤患者的心理康复护理、肿瘤患者的饮食康复护理、肿瘤患者手术前后的康复护理、肿瘤患者的康复训练；第六章为肿瘤患者的安宁疗护，内容包括安宁疗护的理念及现状、安宁疗护患者的症状管理、安宁疗护患者的舒适护理、安宁疗护患者的心理照护，以及安宁疗护患者的社会支持。

　　在编写本书的过程中，作者得到了许多专家学者的帮助和指导，并参考了大量的学术文献，在此表示真诚的感谢。本书内容系统全面、论述条理清晰、深入浅出，但由于作者水平有限，书中难免会有疏漏之处，希望广大读者予以指正。

作　者
2022 年 7 月

目录 CONTENTS ▶▶▶

第一章

肿瘤概述

本章概述

　　本章为肿瘤概述，先介绍肿瘤的基本知识，包括肿瘤的概念、命名，良、恶性肿瘤的区别，肿瘤的形成与发展，而后介绍肿瘤的诊断，最后对肿瘤的防治现状进行分析，以帮助读者对肿瘤有基本的了解。

第一节　肿瘤的基本知识

一、肿瘤的概念

肿瘤即人体正常组织细胞经各种相关因素的作用发生过度增殖而形成的赘生物。肿瘤有良、恶性之分。良性肿瘤一般生长缓慢，有完整的包膜，不易向外扩散，不发生远处转移，基本不会影响人的生命；恶性肿瘤，也就是人们所说的癌症，生长较快，没有完整的包膜，会向周围浸润生长，并会向远处转移。恶性肿瘤可严重影响各种相关脏器的功能，对人类的健康、生命构成严重威胁。除头发、牙齿和指（趾）甲外，几乎所有组织器官均可出现恶性肿瘤，所以它是一大类疾病。目前国内常见的恶性肿瘤有肺癌、乳腺癌、食管癌、胃癌、直肠癌、宫颈癌、肝癌、鼻咽癌、恶性淋巴瘤、白血病等。

二、肿瘤的命名

人体任何部位、组织、器官几乎都可发生肿瘤，因此肿瘤的种类繁多，命名也很复杂。一般根据其组织发生即组织来源命名。良性瘤在其来源组织名称后加一"瘤"字，如来源于纤维结缔组织的良性瘤称为纤维瘤（fibroma），来源于腺上皮的良性瘤称为腺瘤（adenoma）。有时还结合肿瘤的形态特点对其命名，如腺瘤呈乳头状生长并有囊腔形成者称为乳头状囊腺瘤。恶性肿瘤亦根据其组织来源命名，一般是在其来源组织名称的后面加上"癌"或"肉瘤"，如来源于上皮组织的统称为癌（carcinoma），命名时在其来源组织名称之后加一"癌"字，如来源于鳞状上皮的恶性肿瘤称为鳞状细胞癌，来源于腺上皮呈腺样结构的恶性肿瘤称为腺癌；在间叶组织（包括纤维结缔组织、脂肪、肌肉、脉管、骨、软骨组织等）发生的恶性肿瘤统称为肉瘤（sarcoma），其命名方式是在来源组织名称之后加"肉瘤"二字，如纤维肉瘤、横纹肌肉瘤、骨肉瘤等。当恶性肿瘤的外形具有一定的特点时，要结合形态特点对其命名，如形成乳头状及囊状结构的腺癌，称为乳头状囊腺癌。如一个肿瘤中既有癌的结构，又有肉瘤的结构，则称癌肉瘤（carcinosarcoma）。癌是指上皮组织的恶性肿瘤，但一般人所说的"癌症"（cancer），习惯上泛指所有恶性肿瘤。

有少数恶性肿瘤不按上述原则命名，如有些来源于幼稚组织及神经组织的恶性肿瘤被称为母细胞瘤，如神经母细胞瘤、髓母细胞瘤、肾母细胞瘤等；有些恶性肿瘤由于成分复杂或习惯沿袭，则需要在肿瘤的名称前加"恶性"二字，如恶性畸胎瘤、恶性淋巴瘤、恶性黑色素瘤等；有些恶性肿瘤冠以人名，如尤因（Ewing）、霍奇金（Hod-gkin）病，或按肿瘤细胞的形态命名，如骨的巨细胞瘤、肺的燕麦细胞癌。至于白血病、精原细胞瘤等则是少数采用习惯名称的恶性肿瘤，虽被称为"瘤"或"病"，实际上是恶性肿瘤。

三、良、恶性肿瘤的区别

（一）良性肿瘤

良性肿瘤：机体内某些组织的细胞发生异常增殖，呈膨胀性生长，似气球状，生长比较缓慢。由于瘤体不断增大，良性肿瘤会挤压周围组织，但并不侵入邻近的正常组织内，其瘤体多呈球形、结节状，周围常形成包膜，因此与正常组织分界明显，用手触摸，推之可移动，手术时容易切除干净，不转移，很少有复发。这种肿瘤对局部的器官、组织只有挤压和阻塞的作用，一般不破坏器官的结构和功能，也很少发生坏死和出血现象。手术切除后，经过病理学检查，医生可发现其组织分化程度好，肿瘤细胞与正常组织细胞相似，无核分裂或核分裂稀少，无病理核分裂现象。

（二）恶性肿瘤

恶性肿瘤包括癌和肉瘤。

1. 肉瘤

来源于间叶组织（包括结缔组织和肌肉）的恶性肿瘤被称为"肉瘤"，多发生于皮肤、皮下、骨膜及长骨两端。例如，纤维肉瘤生长迅速，肿瘤晚期常有坏死、出血现象发生，其切面灰红色，质均匀，细如生鱼肉状。骨肉瘤以青年人为主要产生群体，好出现于四肢长骨的两端，尤以股骨下端、胫骨上端及肱骨上端多见。骨肉瘤发展迅速，病程短，开始在皮质内生长，后逐渐向骨髓腔发展，有时向外突破骨膜，侵入周围软组织，易引起病理性骨折。常见的还有平滑肌瘤、淋巴肉瘤、滑膜肉瘤等。内瘤在早期即可发生血行转移。

2. 癌

医学上把来源于上皮组织的恶性肿瘤称为癌，如发生于鳞状上皮细胞的叫鳞状上皮细胞癌，简称鳞癌，其常发生在身体原有鳞状上皮覆盖的部位，如皮肤、口腔、唇、子宫颈、阴道、食管、喉、阴茎等处；发生于腺上皮细胞的叫腺癌，多见于胃、肠、乳腺、肝、甲状腺、唾液腺、支气管及子宫体等处。人体的这些器官如有恶性肿瘤生长，则分别称之为皮肤癌、胃癌、食管癌、肠癌等。癌多见于40岁以上的中老年人，从转移途径看，癌多经淋巴道转移。

四、肿瘤的形成与发展

要预测某一事物的最终结果，首先需要了解和研究这一事物的起始原因、形成与发展过程，这样才能从中找出其规律性，才能更准确地预测出它的最终结局，恶性肿瘤也是这样。在研究恶性肿瘤的治疗预后时，也要先从其演变起源生长的方式及发展过程开始，才能将治疗预后的研究引向深入。

（一）肿瘤的演化过程

肿瘤细胞是由正常细胞演变而来的，这个由正常细胞演变为恶性肿瘤细胞的过程称为演变或演变过程。正常细胞在某些致癌因素作用下演变成为异常的癌细胞后，这个癌细胞就具有了发展成为癌的大部分甚至全部的特性，这标志着肿瘤起始第一阶段的结束。但是这个已经恶变了的癌细胞并不一定迅速发展成为癌肿，而是在相当长的时间内保持着潜伏稳定状态，这种状态一般是不被人知的。此后在受到某些促癌因素作用后，已经恶变了的癌细胞继续发展，其数量增加、恶性程度逐步增高，这个过程称为演进。由正常细胞演变成为恶性肿瘤细胞，肿瘤细胞继续发展，恶性程度提高，这实际上是肿瘤起始之初的一个过程的两个阶段，人们把这两个阶段总称为肿瘤的演化过程。

　　正常细胞为什么会演化成为恶性肿瘤细胞？到底是如何演化的？这是目前肿瘤生物学研究的最基本课题之一。其中涉及到生长、分化、遗传、调控等许多极其微妙复杂的机制。尽管无数学者在此付出了极大的努力，并已经有了某些进展，但是到目前为止，人们对细胞演化机制的认识仍然十分肤浅，距其秘密的彻底揭示仍然有相当长的距离。目前比较公认的认识可概括为两派学说。

　　（1）基因结构改变学说。支持和赞成此种学说者认为，正常细胞发生恶变的核心问题在于其遗传物质 DNA 发生了结构变化，从而使正常细胞获得了新的遗传学特性。由于其代谢特征发生了深刻的改变，其分裂繁殖的能力增强、成熟分化的能力减弱，因此便发生了变异性的分化增生。已经变异后的细胞世代相传，越传达变异越大，进而逐渐形成了自己特有的生长规律并开始按自己新的特有的规律生长发展，最后直到不受机体的调控。一旦发生了与整个机体的功能不协调的现象，则往往难以逆转。按照基因结构改变学说，一旦癌肿形成，其就会不断增长发展，虽然发展速度可有快、慢之分，但是它再也不会逆转。

　　基因结构改变学说认为，化学因素致癌过程，在最早的演化阶段，其变化是极其细微的，也许只有核酸和蛋白酶在分子结构水平和代谢上改变，甚至只是在电子（量子）水平的变化，也可能只是在致癌物质长期刺激作用下，一些细胞通过不断地变异和选择，逐渐累加的结果。长期不良刺激的累加，使DNA的结构受损，当超过了机体自我修复的限度时，受损的DNA结构由量变发展到了质变。因此任何肿瘤的恶变过程都并非一朝一夕之功，它是一个既有阶段性又有连续性的、经过多步骤的长期演变过程。

（2）基因表现失控变化，也称为基因外癌变学说，这是近年新提出的、备受重视并独具创见的学说。此学说认为，正常细胞癌变过程的关键，不在于基因的结构，而在于基因表现的失控，即DNA的结构并无变化，但它的转录和RNA转译过程发生了差错，从而使细胞分裂和分化失去调控。认为细胞表面和细胞浆先发生变化，然后才影响到细胞核内的基因。这一观点主张基因突变可能是癌变的结果，而不是起因。根据这一认识，癌变了的细胞在一定的条件下是可以逆转的。主张和支持基因表现失控学说的理论根据有以下几个方面：

①在通常情况下细胞内成千上万的基因中绝大多数（90%以上）处于抑制状态。基因型相同的幼稚细胞可向不同的方面分化，产生各种特殊化的体细胞。

②用体外培养的方法可以观察到，基因型异常的细胞可逆转为正常细胞。临床上神经母细胞瘤，尤其是发生在新生儿期的患者的，有时随着患者年龄的增长、机体生理功能的完善其可自动

地由恶性转化为良性的节细胞性神经瘤。

③用动物实验的方法，将蛙肾上腺癌的细胞核移植到去核的卵细胞中，其中一部分可发育成正常的蝌蚪。

④cAMP（环磷腺苷）、干扰素等可抑制细胞的增殖、促进细胞的分化，这表明它可能直接对基因的调节起作用。

⑤临床上某些片状异物的长期刺激有致瘤作用，但这种片状异物似乎无法影响到细胞核内的 DNA，最大的可能是首先影响到细胞的表面结构。

以上两种学说争论的焦点，集中在肿瘤细胞是否会发生"逆转"问题上。实质上对这一问题的理解，涉及是否承认遗传信息传递的中心法则等问题。总之，基因外癌变学说是近年来颇有创新见解的学说，受到了学术界的普遍关注。但是这种学说目前尚缺乏更充分的证据。如能进一步地深入研究，并提供更充分的确切证据，这将对癌变的基本理论和肿瘤的防治产生开拓性的影响。但是学者们认为，遗传物质结构改变在癌变过程中仍起主导作用。中心法则只能不断补充并使其更加完善，而无法对其进行否认和改变。因此，二者应当互为补充，共同进行更深入的研究，而不应是互相对立的，也许这样更能推动研究的进展。

（二）肿瘤的演进

正常细胞演变成为肿瘤细胞之后，标志着癌变过程的结束，但是其演化过程并没有停止，而是将作为一个新的起点。肿瘤细胞按照其所特有的新的生物学特征和规律，用新的步伐继续不断地演进发展。之所以称其为演进，是因为动物实验发现癌细胞群体在增大的同时不断地获得新的生物学性能，这导致其恶性程度不断递增，由量变发生质变。随着时间的推移，会出现新的、分化更差、繁殖更快、更能适应环境的干细胞群，它不断地补充或取代旧的、适应性较差的干细胞群，这就是肿瘤恶性程度不断增高的原因。

肿瘤演进的基本特点是：一旦演进开始，一般认为，肿瘤演进是一直向前发展的，不可逆转的。目前虽然有癌的自然消退之说，但是就整个恶性肿瘤而言，真正自然消退者所占的比例极少，况且多数自然消退者都有这样或那样的原因。演进的速度快慢不一，可以比较缓慢，亦可以比较急骤，或者静止和加速演进相互交替地进行。其恶性的程度与演进速度是一致的，演进的速度越快，恶性程度越高。演进常常是漫无止境的，直到患者死亡。肿瘤的演进不受最初致癌因素的影响，但是如果癌变后，原有的致癌因素仍然存在的话，对演进有促进和加速的作用。临床上如果选择的治疗方法不恰当，如放疗或化疗未达到要求、治疗不彻底或不恰当的手术刺激，均可促进和加速其演进。

肿瘤的演进过程不但取决于瘤细胞方面的问题，在很大程度上也受机体内外各种复杂因素的影响，特别是机体的免疫防御功能、反馈调节因子等，具有更重要的作用，因此有必要进一步加强对肿瘤演进机制及演进现象的认识和了解。在临床病理观察时，一些特殊组织学现象和瘤细胞的生物学特性，会加深人们对肿瘤的认识和理解。如良性肿瘤的恶变、生物学行为与形态学出现偏离、复合型或者混合型肿瘤、肿瘤对药物的耐受性及放射抗拒性的产生等，均可以让人有比较深刻的理解，这对临床制定治疗方案和对患者预后的预测均有意义。

在临床病理检查时，经常可以看到在肿瘤生长过程中的不断演进的现象，如唾液腺的多形性腺瘤再复发，可由良性转变为低度恶性，进而演进成为多形性腺癌或腺样囊性癌，其恶性程度逐步升级，腺样囊性癌常反复复发，恶性程度也随之增加；疣状癌如出现复发时，可能会转变为一般鳞癌，并且由分化程度好向分化差的方向发展，有时接受放射治疗反而更促使其转为低分化的鳞癌。虽然其变化演进的机制尚未完全弄清，但是这种现象却可以经常见到；生长缓慢或相对静止的恶性黑色素瘤，可因某些难以发觉的因素而突然加快生长或迅速播散；慢性白血病在后期可转变为急性，即所谓母细胞性转化，其演进的总规律是肿瘤的细胞学图像和组织学结构从分化得相对良好，演进成为分化日益差劣，其恶性程度不断增加。这种表现在临床系列活检、复发灶、转移灶和死后尸体解剖时可以明显地比较出来。在生物学行为上，肿瘤常常表现为生长活力越来越旺盛、浸润性逐渐增加，直到获得转移的能力，其自解性不断提高、恶性程度同时升级。在代谢方面，酶系统和结构形态越来越偏离正常，对放疗、化疗、免疫治疗方法的敏感性亦逐渐丧失。

在动物实验中发现肿瘤演进还表现为腹水型可转化性。肿瘤的腹水型是由实体型肿瘤转变而来的。如果把实体性肿瘤的新鲜组织做成浆液状，注射至动物腹腔内，若能引起腹水，瘤细胞就可单独或聚集成小簇漂浮在腹水中活跃地生长，并且还可将此腹水接种到另外的动物，由此代代相传，人们将这种性能称为"腹水型可转化性"。除了上述可转化性外，还有可移植性、耐药性和由激素依赖性转为激素独立性。其中耐药现象对临床治疗具有指导作用。实验发现，体外培养中的瘤细胞，经过几次接种传代，如不断以抗癌药物处理，则可以产生耐药性。这种耐药性一旦产生则常常保持很久，难以消失。耐药性的产生和出现是肿瘤细胞对药物逐渐适应和选择的结果，亦是肿瘤演进的表现方式之一。这种现象与其他微生物所产生的耐药性有相似之处，为了避免耐药性产生，在临床治疗恶性肿瘤时应尽量避免使用不彻底、不正规的治疗方案。

第二节　肿瘤的诊断

一、肿瘤诊断的含义

肿瘤的诊断是指医生根据病史、临床症状、体征、相关检查与非肿瘤性疾病进行鉴别后做出的诊断。肿瘤的诊断围绕四个要素进行：一是定位，即发现和明确恶性肿瘤所在组织或器官的位置；二是定性，即确定是否为恶性肿瘤，并明确其组织学类型和分化程度，病理组织学诊断是最有权威性的定性诊断；三是分期，即了解病变范围，确定肿瘤仅局限于原发部位还是已发生浸润转移，以便初步判断预后并决定治疗原则；四是寻找出一种有助于肿瘤诊断、反映病情变化、并能判断疗效、预测复发和预后的标志物。

二、肿瘤诊断的进程

（一）古代对恶性肿瘤的认识

人们对恶性肿瘤的认识经历了一个漫长的、渐进的演进过程。

应该说肿瘤疾病的发生、诊断和治疗都随着社会的发展、科技的进步而不断得到发展。早在 3000 年以前，古埃及和我国就已经有恶性肿瘤疾病的相关诊治记载。古希腊的 Hippocrates 将发生于胃和子宫的恶性肿瘤称为 "cancer"；我国中医学在对肿瘤的认识、诊断和辨证施治方面积累了大量的临床经验，并较好地指导了临床治疗，由此而言，这充分地体现了肿瘤诊断所具有的明确诊断、指导治疗、提示预后等作用和效应。

（二）现代肿瘤诊断学认识

现代肿瘤诊断学的认识也起步于对肿瘤病因学的研究。1775年，英国医生在对长期清扫烟囱的男孩容易发生阴囊癌现象的研究中提出了肿瘤发生与环境因素有关的理论。此后的多项研究均证实了化学性、物理性、生物学及医源性因素均是引发恶性肿瘤疾病的病因，这些研究均为后来的临床肿瘤学诊断和治疗提供了丰富的基础资料和临床依据。

（三）分子肿瘤学的认识

1953 年，James Watson 和 Francis Crick 提出了 DNA 双螺旋模型，为肿瘤研究奠定了分子生物学水平的基石，并开始把肿瘤的研究和诊疗带入分子肿瘤学的时代；1969 年，Robert Huebner 和 George Todaro 提出了癌基因假说；病毒癌基因分离获得成功，如

ras 癌基因；Alfred Knudson 提出了肿瘤的"二次打击"学说以及发现抑癌基因；1986 年，人类第一个抑癌基因被成功克隆和全基因序列测定；1990 年启动，2003 年 4 月完成的人类基因组计划（HGP）、癌基因组学

（Oncogenomics or Genomics Cancer）研究成功。上述具有标志性、里程碑意义的研究和发现，使得人们进入了后基因组时代，即功能基因组学时代。近年来，随着肿瘤各种"组学"研究的发展，肿瘤的发生、发展、防治相关的"组分""图谱"通路和作用网络为综合分析和模拟分析提供了必不可少的数据和资料。人们对肿瘤的认识与诊断技术再也不局限于对组织、器官水平的研究，而是进一步深入到对肿瘤分子水平、基因水平、信号传导通路等方面的研究，并很好地解决了具有针对性的预测、诊断、治疗以及药物研发、应用等方面的问题。

三、肿瘤标志物诊断

从临床诊断肿瘤的需求考虑，理想的肿瘤标志物应具有以下特性：（1）灵敏度高，能早期发现和诊断肿瘤；（2）特异性好，仅在仲瘤病人中呈阳性，能对良、恶性肿瘤进行鉴别诊断；（3）能对肿瘤进行定位，具有器官特异性；（4）与病情严重程度或分期有关；（5）能监测肿瘤治疗效果和肿瘤的复发；

（6）能预测肿瘤的预后。

实际上，绝大部分的肿瘤标志物既存在于肿瘤中，也存在于正常人群和非肿瘤病人中，只是肿瘤病人的标志物浓度高于非肿瘤病人。唯有前列腺特异抗原、甲胎蛋白等几个极少数的肿瘤标志物呈现出器官特异性，大多数肿瘤标志物在多种癌症上呈阳性，但阳性率不一。

（一）临床应用范围

1. 肿瘤的早期发现

目前，由于肿瘤标志物阳性率和特异性都不很高，很少被用于人群普查和诊断早期肿瘤。在所有的标志中，能用于普查无症状肿瘤病人的标志只有两个，分别是前列腺特异性抗原（PSA）和甲胎蛋白（AFP）。虽然大多数肿瘤标志物特异性敏感性都不高，但它是发现早期无症状肿瘤病人的重要线索，可作为肿瘤的辅助诊断工具，被广泛应用于临床。

2. 肿瘤的鉴别诊断

肿瘤标志物常用于鉴别良、恶性肿瘤，在临床时可以提示病人可能患某脏器肿瘤，肿瘤标记物往往能提供有用的信息来让人们分良、恶性肿瘤。

3. 肿瘤的预后判断

一般来说，治疗前肿瘤标志物浓度明显升高，表明肿瘤分期较晚、病人患病较长，可能已转移，其预后较差。

4. 肿瘤的疗效监测

大部分肿瘤标志物的测值和肿瘤治疗效果相关。标志物下降程度通常可以反映治疗的效果。

5. 肿瘤复发的指标

肿瘤标志物呈直线上升，表示极有可能出现肿瘤复发现象。对于正在治疗的病人，肿瘤标志物的升高，意味疾病恶化。

(二) 肿瘤标志物应用原则

肿瘤标志物的应用价值取决于其敏感度和特异度。然而在目前临床常用的肿瘤标志物中，大多数的敏感性及特异性均不高。肿瘤标志物应用应遵循以下原则。

1. 高危人群筛查的应用原则

应用肿瘤标志物对高危人群进行筛查时应遵循下列原则：（1）肿瘤标志物对于早期发现肿瘤具有较高的灵敏度；（2）测定方法的灵敏度、特异性和重复性好（如 AFP 和 PSA）；（3）筛查费用经济、合理；（4）对筛查中肿瘤标志物异常增高但无症状和体征的病人，必须复查和随访。

2. 临床诊断和病程监测原则

（1）动态监测肿瘤标志物测定的临床价值在于动态观察。每个肿瘤病人的各种肿瘤标志物都有各自的基础水平。每个病人肿瘤标志物水平的动态变化才是至关重要的，甚至在参考区间内的浓度变化有时也是有价值的。

一些非恶性疾病也可引起肿瘤标志物浓度升高，但大多是一时性的，而恶性肿瘤引起肿瘤标志物浓度升高则是持续性的。

（2）定期检测。一般而言，医生在治疗前应对每个病人测定肿瘤标志物。治疗后 30 天内（测定时间应根据肿瘤标志物半衰期而定）进行第 1 次肿瘤标志物疗效检测、在治疗后第 1—2 年，每 3 个月测定 1 次、第 3—5 年，每半年检测 1 次、第 5—7 年，每年 1 次。医生每次改变治疗方案，或怀疑病人肿瘤复发和转移时，应及时测定病人肿瘤标志物浓度，如发现其明显增高，应在 1 个月后复查 1 次；若其连续 2 次升高，则表明肿瘤有复发或转移可能。

（3）联合检测。同一种肿瘤或不同类型的肿瘤可有一种或几种肿瘤标志物，同一肿瘤标志物也可在不同的肿瘤中出现，因而，多指标应用可在某一范围内得到有效的诊断和监测肿瘤标志物。此外，肿瘤组织和细胞的发生、发展是复杂的多步骤过程，肿瘤常有多种肿瘤标志物，且在其不同的发展阶段或不同的肿瘤细胞类型中，相应的肿瘤标志物可能还有所不同。

第三节　肿瘤的防治现状

一、病因研究存在困难

人类在征服癌症的过程中，早已认识到要想征服癌症，首先应该从四个方面入手：一是癌症是什么病；二是癌症的病因是什么；三是癌症是怎样形成的；四是如何去战胜癌症。围绕这四个问题，人类已经进行了几千年的努力探索。特别是近一百年来（20世纪50年代以来），世界各国在癌症病因研究方面耗费了巨大的财力、人力，虽然在病因研究方面取得了较大的进步，但是随着病因研究的深

入，现已初步证明全身各系统的恶性肿瘤形成的原因是多方面的，各系统的不同肿瘤都有其固有的特殊原因，如消化系统肿瘤多数与人的饮食习惯和饮食的种类有关，而呼吸系统肿瘤如支气管肺癌、喉癌都与人所处环境和吸入的空气成分及长期的有害刺激有密切的关系；肝癌、胰腺癌等与慢性肝炎、慢性胰腺炎及化学物理因素有密切的关系，而女性的四癌与内分泌的改变有关。

因此虽然目前癌症的根本原因尚没有弄清，但是基本的致病因素或主要因素已经有了一个明确的结论。根据现有的结论，倒不如转变观念，从原来的治疗转向预防，因为世界上无论多么好的治疗方法也莫过于不发生，如果能把全身各系统的肿瘤致病因素进行梳理和归类就完全可以减少和避免肿瘤的发生，这也许是人类战胜癌症的最好、最省力的方法。

从目前已经掌握的信息看，仅可以导致癌症的外界因素，如化学、物理、病毒、饮食习惯等就有数千种之多，机体自身的内因也有近百种学说，这似乎使人们无从下手。实际上以往我们过度关注于根治癌症的思维方法已经走入了一个误区，就是期望用一个方法来完全根除癌症，这种方法仅为一种良好的愿望，目前人们并没有真正找到根除癌症的最佳捷径。世界上任何复杂的事情背后往往孕育一个简单的道理，甚至越是复杂的事情道理越简单，癌症也是如此，在各种治疗方法未能达到应有的效果时，我们不妨把关注点转移到预防上，因为预防才可以使癌症不发生或少发生。实践证明西方经济发达的国家近5—10年期间肿瘤的发病率呈下降的趋势，就是因为他们更关注了预防，因为治疗肿瘤是临床医生关心的事，而预防肿瘤则需要动员全社会的力量，要调动人群中每个人的积极性，这就需要社会自然环境的改善和环保意识的增加、生活习惯和健康观念的转变。当然，临床医学工作者仍然不能脱身事外，他们的任务就是要积极投身于肿瘤预防的宣传、引导教育之中，如及时把各种肿瘤的致病因素搞清楚、及时进行科普宣传，使每个人的防治观念发生改变。以往对待肿瘤是临床医生和研究人员的事，现在是全社会人人都参与的事，如此一来肿瘤的发生也许很快就会逐步地减少，所以在今后一段时间，肿瘤的预防要被提到更重要的议事日程中。

二、普遍存在延误诊治问题

近 20 年来，随着现代科学的进步，人们为了使癌症得到及时的诊断，各种诊断设备在不断更新，病人的诊断费用成倍增加，这些现代化的设备对疾病的早期诊断和发现确实具有重要的意义。但是对癌症患者来讲，这些设备仍然无法满足临床需要，因为所有现代化诊断设备所诊断出来的癌症患者大多数不是早期病人，还有许多延误诊断的现象，目前临床确诊的癌症患者治疗效果多令人失望。

在现代条件下，肿瘤的早期诊断率仍然不甚理想，肿瘤不能得到早期诊断，这是困扰肿瘤治疗的主要因素。以往许多研究机构把注意力都集中在了早期的诊断方面，各种现代化的诊断设备不断问世，但是仍没有使肿瘤的早期诊断达到理想水平，这其中也有一个误区，就是他们过分依赖检查设备而忽略了肿瘤自身发展、发生的特点，因为肿瘤是一个慢性疾病，在早期根本没有什么症状，患者多数是在肿瘤向周围组织浸润或者压迫导致功能障碍时才会就诊检查，这时发现的肿瘤多数已经有了明显的形态学改变，也就是说多数已进入了肿瘤的中晚期，所以治疗的效果不甚理想。从理论上讲检查设备的更新远不如人们对肿瘤发生发展规律认识和掌握的更新，如果人们有了预防肿瘤和了解肿瘤发生特点的理论方法，并提高应用的警惕性，如定期的体检等，就能够更有效地发现早期的肿瘤，这样即使没有更先进的设备也同样能够发现肿瘤，所以提高肿瘤的防范意识是今后努力的方向，只有将防范意识与现代化的设备相结合才能有更多的早期肿瘤被发现，肿瘤的治愈率治疗效果才能够有效地提高，由此可见，提高肿瘤的预防意识可以从根本上降低肿瘤的发生率，而提高肿瘤的防范意识及警惕性可以发现更多的早期肿瘤。这些方法无论是从财力和人力方面讲都明显优于传统的认识方法。

在世界上，无论要解决任何一个疑难问题，都首先需要解决对这一事物的认识观念问题。观念虽然并非解决问题的实际方法和具体的步骤，但是它常常会影响和决定研究解决问题的方向，因为有了正确的观念，人们才能自觉去选择和应用正确的、切合实际的理论和方法。一项疑难问题能否被解决，一项科学研究能否取得突破性的进展，在相当程度上决定于所采取的研究理论和方法。社会的变革需要有正确的理论为先导，而自然科学领域中要揭示某一学科及其分支的内在规律、要解决某项疑难问题，也需要有正确的理论和方法作指导，对癌症的防治也是如此。

大量的临床实践证明，决定肿瘤治疗效果的关键并不在于运用了更多的治疗方法，而在于治疗的时机。肝癌被称为癌中之王，临床上出现症状的肝癌、晚期肝癌，无论是采取单一或综合疗法，其生存时间多数难超过 1 年，但是如果在临床前发现肝癌，并通过合理的手术切除，5 年生存率可达 62.7%；在 2 cm 以下无血管侵犯的肝癌，切除后 5 年生存率高达 100%。由此可见，对待肝癌要想取得好的治疗效果，关键是要在早期诊断方面下功夫。就社会而言，应该动员全社会加强对癌症的预防，由过去的重治疗研究、重病因研究转变为重视预防的研究，由过去的缺乏防范意识转变为提高防范意识；就临床医生而言，要主动宣传和普及有关肿瘤的预防知识和肿瘤发生发展特点的知识，提高人们对肿瘤的认识水平和防范肿瘤的警惕性，让人们养成良好的健康习惯和生活习惯、主动地在未病时定期的检查，提高人们的防范意识，这是最根本的降低发病率、提高治愈率的方法。

在常见的临床肿瘤的预防和综合治疗中，内科治疗一点地位都没有的情况已经很少了。随着研究的不断进展、新药和新疗法的不断涌现，人们有理由相信临床肿瘤内科治疗的地位越来越重要。

三、治疗效果不甚理想

目前肿瘤的治疗手段很多，除了占统治地位的传统的三大方法，即手术、放疗、化疗外，还有免疫治疗、介入治疗、热疗等。手术治疗的历史比较久远，放疗已有百年的历史，化疗已有80余年的历史。当这些传统方法在临床上应用近百年之后，我们在对其治疗效果进行系统评价时发现，真正的治疗效果令人深思。近年来，在上述传统疗法的基础上，虽然也有许多新的治疗方法出现并不断在临床上被应用，然而与传统方法一样，虽然每一种方法都能给患者带来福音，但是每一种新的方法又都有其不足。医生为了提升治疗效果，不惜将几种方法并用，结果仍未能提高患者的生存率。甚至几种方法的联合应用，不但没有真正提升治疗效果，还有部分患者因过度的治疗而过早地死亡，这种现象已经引起了临床学家们的关注。因此面对新的情况，肿瘤的治疗还有许多问题有待研究解决。

从理论和治疗方法上讲，肿瘤研究确实有了较大的进步，具体表现为手段更新和增加，但临床统计表明常见的肿瘤治疗效果仍然令人失望，如肝癌、胰腺癌、鼻咽癌、胃癌等。现有的治疗效果，较好的或生存率较长的患者多数受益于早期发现或合理的治疗而非受益于各种治疗方法的联合应用，由此可见正确的临床治疗决策是肿瘤研究应该努力实践的方向。

　　许多肿瘤病人虽然为治疗付出了较大的痛苦和经济代价，但实际效果却令人失望，这理应促使临床医生去思考、去寻找新的更理想的方法。当临床面对较多的治疗方法选择时，如何科学合理地选择决策才是提升治疗效果的关键。

第二章

肿瘤的病因

本章概述

　　肿瘤的发病是涉及多种因素、多个步骤的病理过程，与一般的感染性疾病不同，肿瘤的恶性表型是多种因素相互作用导致正常细胞恶变的结果。与肿瘤发病相关的因素依其来源、性质与作用方式的差异可以分为内源性与外源性两大类。外源性因素来自外界环境，与自然环境和生活条件密切相关，包括化学因素、物理因素、致瘤性病毒、真菌毒素等；内源性因素则包括机体的免疫状态、遗传素质、激素水平以及DNA损伤修复能力等。

第一节 化学因素

一、化学致癌物的分类

（一）根据化学致癌物的作用方式分类

根据化学致癌物的作用方式可将其分为直接致癌物、间接致癌物、促癌物三大类。

1. 直接致癌物

直接致癌物是指这类化学物质进入机体后能与体内细胞直接作用，不需代谢就能诱导正常细胞癌变的化学致癌物。这类化学致癌物的致癌力较强、致癌作用快，常用于体外细胞的恶性转化研究，如各种致癌性烷化剂、亚硝酸胺类致癌物等。

2. 间接致癌物

间接致癌物是指这类化学物质进入体内后需经体内微粒体混合功能氧化酶活化，变成化学性质活泼的形式方具有致癌作用的化学致癌物。这类化学致癌物广泛存在于外环境，常见的有致癌性多环芳香经、芳香胺类、亚硝胺及黄曲霉毒素等。

3. 促癌物

促癌物又称为肿瘤促进剂。促癌物单独作用于机体内无致癌作用，但能促进其他致癌物诱发肿瘤形成。常见的促癌物有巴豆油（佛波醇二酯）糖精及苯巴比妥等。

(二) 根据化学致癌物与人类肿瘤的关系分类

根据化学致癌物与人类肿瘤的关系又可将化学致癌物分为肯定致癌物、可疑致癌物以及潜在致癌物。

1. 肯定致癌物

肯定致癌物是指经流行病学调查、确定并且临床医师和科学工作者都承认的、对人和动物有致癌作用且其致癌作用具有剂量、反应关系的化学致癌物；可疑致癌物具有体外转化能力，而且接触时间与发病率相关，但结果不恒定；此外，这类致癌物缺乏流行病学方面的证据。

2. 潜在致癌物

一般在动物实验中可获某些阳性结果，但在人群中尚无资料证明潜在致癌物对人具有致癌性。

二、化学致癌物的代谢活化

根据间接致癌物代谢活化的程度，一般将未经代谢活化的、不活泼的间接致癌物称为前致癌物；将经过体内代谢转变为化学性质活泼、寿命极短的致癌物称为近致癌物；近致癌物进一步转变成带正电荷的亲电子物质，称为终致癌物，终致癌物与DNA，RNA、蛋白质等生物大分子共价结合而导致它们发生损伤，从而引起细胞癌变。

在间接致癌物的代谢活化过程中涉及一系列酶类，其中最重要的活化酶是混合功能氧化物系统，这类酶系统包括细胞色素P450和P448。近年来，对细胞色素P450基因多态性与肿瘤关系的研究已逐步成为肿瘤分子流行病学研究的热点。细胞色素P450是一个超基因家族，根据其氨基酸序列的相似性，细胞色素P450可分为许多家族和亚家族。哺乳动物中，细胞色素P450超基因家族至少可分成10个家族，包含100多个基因。细胞色素P450是外源性化学物质体内生物转化最主要的代谢酶，该酶主要存在于内分泌组织、平滑肌组织、肝、肾、肺、脑及脂肪组织中的滑面内质网上，在线粒体中也可检测出一些细胞色素P450的活性。目前认为细胞色素P450基因的多态性是肿瘤易感性的一个重要方面。它们通过对致癌物的环氧化、羟化、脱烷基化、氧化、还原、结合以及水解，使致癌物活化或代谢成水解产物排出体外，因此该酶系统对化学致癌物的代谢具有两重性。如3，4-苯并（a）芘是一种间接致癌物，其在代谢活化过程中需经过酶介导的两次环氧化和一次水化，从而形成近致癌物7，8-二氢二醇-9，10-环氧化物。这一化合物的 10 位氧为亲电物质，可形成终致癌物而与细胞 DNA 等大分子结合；但是如果该环氧化物进一步水化，则可形成四醇化合物与谷胱甘肽或葡糖醛酸结合而解毒。

因此，间接致癌物代谢活化过程是多种酶类参与的过程。同一种酶类对不同类型的化学致癌物的代谢可能有不同的作用，即酶的作用方式取决于化学致癌物的结构以及代谢产物与细胞大分子结合的特性。

三、DNA 加合物的形成

致癌物经过酶活化最终形成带有亲电子基团的终致癌物，可与细胞的生物大分子结合，其中 DNA 是终致癌物攻击的主要目标。终致癌物与 DNA 结合导致 DNA 的化学修饰，并形成致癌物-DNA 加合物。

致癌物与 DNA 的结合有非共价键及共价键两种方式。其中非共价键结合又有内插及外附两种类型。一些平面型的芳香烃可以平行地插入两个碱基对之间，但另一些致癌物可与碱基中不参与碱基配对的部位结合。非共价键结合方式主要见于体外实验，体内主要以共价键方式形成致癌物-DNA 加合物。

DNA 加合物形成后可以导致多种形式的 DNA 损伤，如碱基替代、缺失、插入、颠换；甲基硝基亚硝基胍（MNNG）可导致碱基烷化；双功能烷化剂可导致 DNA 交联；亚硝胺类致癌物可引起 DNA 单链、双链断裂。这些损伤则进一步导致移码突变、点突变，使 DNA 复制时发生碱基配对错误；DNA 单链或双链的断裂及交联损伤则影响 DNA 复制与转录，从而形成体细胞恶变的分子基础。

化学致癌物除了可与细胞核 DNA 结合外，目前证明亦可与线粒体 DNA 交互作用，并形成致癌物修饰的线粒体 DNA。目前，尚不清楚这种 DNA 加合物的形成对细胞生物学功能有何影响，可能与细胞能量代谢障碍、离子内环境失衡等有关。

加合物的形成与基因突变之间有明显的相关。在多环芳烃类化合物（PAH）形成的加合物中，PAH-鸟苷酸加合物主要诱发小鼠 ras 基因 12 和 13 位密码子突变（G-T），而 PAH-腺苷酸加合物则诱发 61 位密码子突变（A-T）；黄曲霉毒素

（AFBI）形成的加合物可导致 p53 基因的 249 位密码子突变，其突变类型（GC-TA）与 AFBI-N7-鸟苷酸加合物的致突变类型是一致的；人类肺癌细胞中 ras 基因、p53 基因的突变类型主要是 G-C，这与烟草中多环芳烃类致癌物形成的加合物的突变特性相一致。

DNA 加合物由于既是一种暴露标志物，同时又是一种效应标志物，因此在生物监测中具有特别的意义。近年来应用不同的方

法可以从细胞或体液中检测加合物的水平，以此作为人体暴露致癌物的标志、如应用免疫亲和纯化联合高效液相色谱测定尿液中黄曲霉毒素 B 的鸟嘌呤加合物可以对人体接触黄曲霉毒素的状况进行评价。

四、化学致癌物诱发的肿瘤与特定的基因改变有关

化学致癌物攻击的靶子是细胞的瘤基因和抑瘤基因，能够引起瘤基因的激活和抑瘤基因的失活。化学致癌物诱发的肿瘤常表现为特定的基因位点改变，即这种特定的基因位点改变与化学致癌物类型有关，或与肿瘤类型有关，如烷化剂引起 G-A 碱基置换、苯并（a）芘引起 G-T 改变；人肺癌 K-ras 基因常表现出 G-T 的改变，而结肠癌中 K-ras 基因则常呈 G-A 变化。抑瘤基因 p53 的突变热点是外显子 5 至 8，在人结肠癌中 p53 主要的突变类型为 G-A，但是在原发性肝癌中却主要是密码子 249G-T 转换，这种特定位点的改变主要见于中国或南非肝癌患者体内，被认为与黄曲霉毒素的暴露有关。

五、化学致癌物的累积和协同效应

人的一生会不可避免地接触各种化学致癌物，致癌物同时或相继作用于机体后，表现为化学致癌物的累积作用和协同作用。

所谓累积作用是指两种或多种致癌物同时或相继作用于机体，其复合效应等于单独作用之和。此外，实验证明，动物同时暴露于几种致癌物，几种致癌物对靶器官有协同效应，用二甲基苯蒽和二亚硝基哌嗪同时处理大鼠，其鼻咽癌的发生率明显高于两药单独使用的发病率而且比分别单独使用两药的发病率之和还高，其发病的时间提前。因此，化学致癌作用与致癌物的剂量有关。

第二节　物理因素

物理致癌因素主要包括电离辐射和非电离辐射两大类。

一、电离辐射

过度的电离辐射，能引起 DNA 的单链或双链断裂，加上电离辐射产生的 OH-自由基及核苷酸碱基的作用，可使染色体缺失、重复、倒位、易位，从而诱发各种恶性肿瘤。

电离辐射的天然放射源来自宇宙辐射、地壳表层的放射性物质如氡，云南个旧锡矿井下矿工肺癌的高发就与其矿坑中高浓度的氡及其气体有关。大量的电离辐射来自医用 X 线、核医学及放射治疗。

原子弹爆炸、核电站泄漏事故造成的放射性物质大量释放属于高剂量电离辐射。日本广岛、长崎原子弹爆炸，导致当地人群白血病、乳腺癌、肺癌及其他一些实体瘤的发病率明显上升。1986 年发生的切尔诺贝利核事故导致当地受照射地区儿童甲状腺癌发病率明显上升，其白血病也有增加。

电离辐射诱发的主要恶性肿瘤包括皮肤癌、白血病、甲状腺癌、肺癌、乳腺癌、多发性骨髓瘤、淋巴瘤、骨肿瘤等。

二、非电离辐射

（一）紫外线辐射

日光中的紫外线可以透过皮肤表面到达真皮表层。大剂量的紫外线辐射可引起 DNA 断裂，也可引起 DNA 双螺旋的局部变性形成二聚体，导致交联，从而使 DNA 复制停止，或在新形成的链上诱发一个改变的碱基系列，进而诱发恶性肿瘤。长期暴晒于阳光下，可诱发皮肤鳞状细胞癌、基底细胞癌，这与恶性黑色素瘤的发病有一定关系。

（二）射频和微波辐射

主要是指无线电波致癌，其研究结果存在较大争议，大多数学者持否定态度。有文献报道微波辐射能加强紫外线照射和化学致癌的作用。

（三）低频非电离辐射

核电厂操作工、线路员、铝工或电焊工等职业人群暴露于较高的低频非电离辐射环境中，其患恶性肿瘤的危险性比接受低频非电离辐射暴露的普通人群要高。

第三节　病毒因素

肿瘤病毒是生物致癌因素中最主要的因素，按其所含核酸的不同，可分为 DNA 肿瘤病毒和 RNA 肿瘤病毒。

一、DNA 肿瘤病毒

DNA 肿瘤病毒分属多瘤病毒科、乳头状瘤病毒科、腺病毒科、疱疹病毒科和嗜肝 DNA 病毒科。由于 DNA 肿瘤病毒彼此之间的基因组结构和生物学特性不同，其致癌机制亦不同，各种致癌机制又十分复杂，且构成这些机制的若干重要因素至今尚不明了，仅简介如下。

（1）DNA 肿瘤病毒转化基因产物的直接致癌机制：DNA 肿瘤病毒具双链 DNA 结构，可通过酶的作用直接整合到细胞基因组中，其转化基因编码转化蛋白后会直接使细胞发生恶变。

（2）肿瘤病毒转化基因编码产物间接致癌机制：一些 DNA 肿瘤病毒转化基因编码的转化蛋白与细胞某些抑癌基因编码产物结合形成稳定复合物，使抑癌基因失活，细胞恶变。

（3）DNA 肿瘤病毒转化基因编码产物反式激活致癌机制：如某些 DNA 肿瘤病毒转化基因编码产物可反式激活该病毒及细胞的某些基因，导致细胞分化异常，生长失控恶变。

二、RNA 肿瘤病毒

RNA 肿瘤病毒属于反转录病毒科中的反转录病毒属，其致癌机制比较复杂，许多重要问题尚未完全阐明。一般认为 RNA 肿瘤病毒致癌机制与 RNA 肿瘤病毒的传播方式、诱癌时间、病毒基因组结构及其功能的差异有关，简介如下。

（一）内源性 RNA 肿瘤病毒致癌

RNA 肿瘤病毒感染机体细胞后，其遗传信息整合到细胞染色体中，成为细胞的一个组成部分，通过性细胞由亲代垂直传给子代并成为内源性 RNA 肿瘤病毒。正常情况下，整合后的这些病毒核酸系列受机体细胞的节制性调控而处于静止状态，一旦受到某些致癌因素作用，这些病毒核酸即可产生肿瘤病毒并诱发肿瘤。

（二）外源性 RNA 肿瘤病毒致癌

RNA 肿瘤病毒从外界水平感染机体细胞，这种病毒被称为外源性 RNA 肿瘤病毒。

（1）转导性 RNA 肿瘤病毒致癌。这类病毒感染机体细胞后，其基因组内携带的一些病毒癌基因分别编码相应的转化蛋白，另有一些病毒癌基因的编码产物则与病毒结构基因的产物形成融合蛋白，无论转化蛋白还是融合蛋白均可诱发肿瘤。

（2）顺式激活 RNA 肿瘤病毒致癌。此类病毒 DNA 整合至机体细胞基因组原癌基因当中或邻近，通过病毒基因组 LTR 区域中的启动子或增强子的插入，使其激活和过度表达而诱发肿瘤。

（3）反式激活 RNA 肿瘤病毒致癌。此类反式激活 RNA 肿瘤病毒通过其本身基因组的编码产物——反式激活蛋白激活同基因组的细胞基因和（或）病毒基因，使细胞转化恶变而致癌。

（4）RNA 肿瘤病毒的间接致癌。此类 RNA 肿瘤病毒主要通过机体免疫功能的缺陷而使细胞间接致癌。如诱发艾滋病的人类免疫缺陷病毒（HIV），其主要攻击人体免疫功能细胞——CD_4T 淋巴细胞，导致机体免疫系统被严重破坏。在此基础上因合并其他一些肿瘤病毒感染或一些细胞因子的共同作用导致恶性肿瘤，如 Kaposi 肉瘤。

目前，证实与恶性肿瘤发病相关的病毒感染包括：EB 病毒（EBV）与鼻咽癌、乙型肝炎病毒（HCV）与肝癌、人乳头状瘤病毒（HPV）与宫颈癌、人 T 细胞白血病 I 型病毒与 T 细胞白血病、HIV 与非霍奇金淋巴瘤、人疱疹病毒 8 型与 HIV 合并致 Kaposi 肉瘤、疟疾合并 EB 病毒致 Burkitt 淋巴瘤。

第四节　遗传因素

目前认为，环境因素是肿瘤发生的始动因素，但是暴露于相同的、特定的环境因素的人群中，仅有少数人发生肿瘤。因此个人的遗传因素在肿瘤的发生发展过程中也起重要作用，其决定了肿瘤的易感性（susceptibility）。在目前已知的遗传因素中，主要有两种机制导致某些个体对肿瘤易感：一是通过遗传获得癌变通路中关键基因（肿瘤抑制基因和癌基因）的胚系突变（germline mutation）；二是通过遗传获得的突变基因改变携带者对环境因素作用的敏感性。癌变通路中关键基因突变常常导致遗传性家族性肿瘤综合征，而遗传多态性则一般不显现疾病表型。

一、遗传性家族性肿瘤综合征

遗传性家族性肿瘤与散发性肿瘤相比具有明显的特点，如发病年龄早，具有明显的家族聚集现象；常有多个原发癌，累及双侧器官；常伴随畸形、免疫功能低下等其他异常；能够在体细胞中检测到肿瘤关键基因异常。目前人们已经鉴定出一些高度外显的肿瘤通路上的关键基因，主要涉及肿瘤抑制基因、癌基因和DNA 修复基因等几大类。例如，肿瘤抑制基因 RB 和 P53 突变可分别导致视网膜母细胞瘤和 Li-Fraumeni 家族性癌综合征；APC 基因突变与家族性结肠腺瘤样息肉病相关；原癌基因 RET 突变与家族性甲状腺髓样癌和多发性内分泌腺瘤 Ⅱ 型相关；BRCA1 和 BRCA2 基因突变则是家族性乳腺癌的遗传学基础。

二、肿瘤的遗传易感性

尽管我们已经发现了许多肿瘤相关基因，但遗传性肿瘤只占极少部分，大多数常见肿瘤是散发性的，散发性肿瘤的遗传易感性因素尚没有被完全阐明。近年来，国内外学者对具有低外显度的肿瘤易感基因进行了大量研究，并发现一些易感基因多态性与一些常见的散发性肿瘤的发病风险密切相关。

基因多态性在本质上是染色体 DNA 中核苷酸排列顺序的差异性，其中单核苷酸多态（single nucleotide polymorphisms，SNPs）是基因组中最丰富的遗传变异形式，其定义为单个碱基的变异在人群中出现的频率大于 1%，且是决定个体之间遗传差异的重要物质基础，它占所有已知多态性的 90% 以上。SNP 在人类基因组中广泛存在，平均每 500—1000 个碱基对中就有 1 个，其总数大约可达 300 万个甚至更多。SNP 与肿瘤发生的关系是近二十年来肿瘤病因和分子流行病学领域最受关注的科学问题之一。有些 SNP 虽然并不直接改变基因的表达水平，但它由于与某些疾病基因相邻而成为重要的标记。

传统的 SNP 研究多采用候选基因策略，即根据基因功能选择某个或某几个基因的单个或几个 SNP 位点进行关联分析。例如，通过在一定人群中选择病例组和对照组，研究某个等位基因或基因型在病例组或对照组中出现的频率，并评价其与肿瘤的关系。而对于肿瘤这种复杂性疾病，少量的候选基因策略常常无法对实际上可能存在的多种因素（包括环境和遗传）间的相互作用进行综合分析。随着高通量技术的发展，全基因组关联分析（genome-wide association study，GWAS）应运而生，人们可以在全基因组水平上同时研究几万到几十万甚至几百万个遗传变异并加以分析。在大样本量及后期多个独立验证的基础上，GWAS 策略能够比较全面地观察全基因组范围内肿瘤相关遗传变异。然而，GWAS 在对低频 SNP 的探查及对基因-基因和基因-环境交互作用分析方面的缺陷，也为我们在肿瘤病因学研究领域提出了进一步的挑战。总之，基因与环境共同作用影响肿瘤的发生发展，但其中涉及的具体机制还需要更多深入的探索。

第五节　激素因素

20 世纪 40 年代，生物学家 Bitter 基于老鼠雌激素与乳腺癌关系的实验研究提出了激素可能引发肿瘤的观点。至今，发现与激素有关的肿瘤有乳腺癌、前列腺癌、子宫内膜癌、卵巢癌、甲状腺癌、骨癌以及睾丸癌等。激素在恶性肿瘤生长中起的作用主要是促进细胞分裂。

在美国，对激素有反应的肿瘤新生物占新诊断男性肿瘤的 35% 以上、女性肿瘤的 40% 以上。在乳腺癌患者中，乳腺癌的生长通常受到类固醇激素调节。更年期妇女长期服用雌激素可能增加患乳腺癌的风险。在卵巢未被切除的妇女中，应用雌激素的总量达 1500 mg 以上，其发生乳腺癌的风险达未使用者的 2.5 倍以上。Toniolo 等前瞻性研究表明，血清中总的和游离的雌二醇较高，可以明显增加乳腺癌的发病风险。目前临床中常进行肿瘤细胞中雌激素受体（estrogen receptor，ER）或孕激素受体（progesterone receptor，PR）的浓度测定，用于判断抗激素治疗是否有效及判断预后。在男性中，前列腺癌是发病率最高的恶性肿瘤之一。

前列腺的主要危险因素主要是年龄。虽然对前列腺癌及循环血中睾酮水平的前瞻性研究目前尚无明确结论，但有动物实验表明，皮下注射一定剂量的外源性睾酮可以增加老鼠的发病率。而流行病调查资料显示，美国黑种人男性血中睾酮水平高于白人15%，游离睾酮水平高达13%。与日本男性相比，美国黑种人男性血中的雄烯二酮和葡萄糖酶酸化雄酮水平要高25%—50%。而对于前列腺癌的病死率，日本男性最低，美国黑种人男性为最高。这些资料均表明，睾酮水平可能在前列腺癌的发病及预后中起重要作用。

第六节　免疫因素

原发性和继发性免疫缺陷者容易发生肿瘤，尤其是淋巴组织肿瘤，这可能是与致癌病毒易感或缺乏对慢性抗原刺激反应的正常反馈机制有关。继发性免疫缺陷常见于医源性免疫缺陷，如长期应用免疫抑制剂的器官移植患者易发生肿瘤，大量化疗、放疗引起的免疫抑制可能在原有肿瘤被有效治疗的同时引发另一种肿瘤。这可能是由于长期或大量使用免疫抑制药物损害了淋巴网状系统免疫监视功能，降低了机体对肿瘤细胞或突变细胞的监视作用。然而，免疫系统可能有刺激肿瘤生长的作用，这种刺激效应可能是由于淋巴细胞激活了其他产物对肿瘤生长的直接作用。人们目前尚不清楚在肿瘤中刺激性或抑制性反应何者占优势，这些可能与肿瘤抗原的特征、抗原递呈方式以及宿主免疫细胞相互作用的初始部位有关。

肿瘤的免疫治疗是肿瘤生物治疗的基础，在肿瘤的综合治疗中发挥着重要作用。肿瘤的免疫治疗分为主动免疫治疗和被动免疫治疗两种类型。主动免疫治疗是指用制备抗原刺激荷瘤宿主，使宿主发生免疫反应，从而消除肿瘤或抑制肿瘤的生长。主动免疫治疗又可以分为非特异性主动免疫治疗和特异性主动免疫治疗两种。早期的肿瘤免疫治疗多应用非特异性主动免疫，该方法要用免疫佐剂进行免疫刺激，如卡介苗、短小棒状杆菌、左旋咪唑等。用肿瘤细胞或肿瘤细胞提取物进行治疗也需和免疫佐剂联合使用。这些免疫治疗大多数不成功，现在很少使用。早期开发肿瘤疫苗进行肿瘤主动免疫现仍是研究的热点，目前尚无实质性的突破。在肿瘤被动免疫中使用独特的单克隆抗体治疗 B 细胞淋巴瘤和 T 细胞白血病的研究已取得了令人满意的效果，这是肿瘤治疗今后研究的方向之一。

　　肿瘤的发生、发展和治疗均与机体免疫因素有关，然而免疫抑制并不导致常见的肿瘤增多，而是导致少见的淋巴网状系统及与病毒相关的恶性肿瘤显著增多。因此，为肿瘤患者设计免疫治疗计划方案时要警惕由此造成的免疫抑制或免疫缺陷导致新的肿瘤的发生的情况。

第三章

肿瘤的临床治疗方法

本章概述

肿瘤治疗已从经验医学发展到循证医学、规范化治疗和个体化治疗，各项治疗更加完善，更加贴近病人实际情况，治疗效果也大大提高。本章介绍的是肿瘤的临床治疗方法，内容包括肿瘤的外科治疗、肿瘤的放射治疗、肿瘤的介入放射治疗、肿瘤的化学治疗。

第一节 肿瘤的外科治疗

一、外科手术治疗的生物学概念

肿瘤是在机体内在因素与外界因素联合作用下，由细胞中基因改变并积累而逐渐形成的。癌变是一个多基因参与、多步骤发展的非常复杂的过程，其中的许多环节尚待进一步研究。癌变的分子机制主要包括：（1）癌基因激活、过度表达。（2）抑癌基因突变、丢失。（3）微卫星不稳定，出现核苷酸异常的串联重复分布于基因组。（4）修复相关基因功能丧失，导致细胞遗传不稳定或致肿瘤易感性增加。（5）凋亡机制障碍。（6）端粒酶过度表达。（7）信号传导调控紊乱。（8）浸润转移相关分子机制等。机体细胞在各种始动与促进因素作用下产生的增生与异常分化所形成的新生物就称为肿瘤。由于肿瘤细胞的分裂生长失控，失去了接触抑制功能，并以持续的无限制的方式增殖，且其细胞的数量也不断地无限制地增加，所以新生物一旦形成，就不受正常机体生理调节，也不会因病因消除而停止生长，而表现为生长失控，破坏所在器官或其周围正常组织，并能通过淋巴、血行、种植、浸润等途径向局部或远处转移。虽然目前有很多治疗肿瘤的方法，包括手术、放疗、化疗、免疫治疗、激素治疗、中医中药治疗等，但对实体肿瘤、手术切除仍然是治疗最有效的方法之一。反转录治疗有望修复突变基因而达到根本治疗目的，但目前仍处于基础研究阶段，其临床效果仍不满意。肿瘤外科手术对于肿瘤的预防、诊断和分期、重建和康复都起着无可替代的作用，肿瘤的治疗仍然是以手术为主的综合治疗。

肿瘤外科用手术方法将肿瘤切除，良性肿瘤经完整切除可获治愈，即使恶性实体瘤，只要癌细胞尚未扩散，肿瘤患者仍有较大的治愈机会。肿瘤的发生是一个漫长的过程，外科手术可用于肿瘤发展过程中的各个阶段，但不同阶段的外科干预疗效不同。

二、外科手术方式

外科手术是治疗实体肿瘤最有效的方法，也是治愈癌症的唯一可能方法。但肿瘤外科医生在进行肿瘤手术前应考虑许多因素的影响：（1）正确选择单纯手术治疗的患者。（2）正确判断患者的疗效、预后。（3）考虑手术后局部控制与功能损伤间的关系，最大限度地保留器官功能。（4）具体情况具体分析，选择最佳的综合治疗方案。肿瘤外科手术按其目的可以分为预防性手术、诊断性手术、探查性手术、根治性手术、姑息性手术、辅助性手术、重建与康复手术、远处转移癌和复发性癌瘤切除术、减瘤手术和介入治疗等。医生在术前要做好整体评估，根据不同的情况，考虑患者的生理状况、肿瘤的位置和分级、肿瘤治愈和缓解的可能性以及肿瘤的病理组织学特征和分期，进而采取相应的手术方式，并且一定要和家属沟通好，说明病情、手术目的、手术方式、手术效果、术前术后所需的综合治疗、可能的并发症、费用及预后等，在取得家属的理解和同意后再做手术，以避免误解和不必要的医疗纠纷发生。

（一）预防性手术

有些疾病或先天性病变在发展到一定程度时，可以引起恶变。肿瘤外科医生有义务向患者说明其疾病发展规律，及时治疗一些有恶变可能的病变，以防止恶性肿瘤的发生。

临床常采用的预防性手术有：先天性多发性结肠息肉瘤作全结肠切除术，因为这种患者到 40 岁时约有一半发展成结肠癌，70 岁以后几乎 100% 发展成结肠癌；溃疡性结肠炎患者作结肠切除术；隐睾或睾丸下降不良作睾丸复位术或睾丸切除术，在幼年行睾丸复位术可使睾丸癌发生的可能性降低；口腔、外阴白斑患者作白斑切除术；易摩擦部位的黑痣作黑痣切除术；重度乳腺小叶增生伴有乳腺癌高危患者作乳房病灶切除术等。

（二）诊断性手术

正确的诊断是治疗肿瘤的基础，而正确诊断必须依据组织学检查，需要有代表性的组织标本。诊断性手术能为正确诊断、精确分期，进而采取合理的治疗提供可靠的依据。获取组织标本的外科技术如下。

（1）细针吸取

通过用细针头对可疑肿块进行穿刺的方法做细胞学检查。方法简单易行，诊断准确率因操作技术、病理科医生经验和肿块所在部位而异，一般在80%以上。本方法存在一定的假阴性和假阳性，偶见有针道转移的病例。

（2）针穿活检

一般在局部麻醉下应用较粗针头或特殊的穿刺针头（如True-Cut，Core-Gut），对可疑肿块进行穿刺并获得少许组织做病理检查。如果取得足够组织，诊断准确率高；如果取得组织太少，诊断较困难。同时，由于针穿活检亦可造成创伤出血，甚或引发癌细胞播散、针道转移等情况，因此务必严格掌握适应证。

（3）咬取活检

一般表浅的溃疡型肿块，用活检钳咬取组织做病理检查。诊断准确率高，但咬取时应注意咬取部位并防止咬取后大出血。

（4）切取活检

常在局部麻醉下，切取一小块肿瘤组织做病理检查以明确诊断。有时在探查术中，因肿块巨大或已侵及周围器官而无法切除，为了明确其病理性质，也常作切取活检。施行切取活检时必须注意手术切口及进入途径，要考虑到活检切口及进入间隙是否能在以后手术切除时能一并切除，不要造成癌瘤的播散。切取活检与第二次手术切除间隔的时间应越短越好，最好是在准备彻底切除时行冰冻切片检查。

（5）切除活检

在可能的情况下，可以切除整个肿瘤进行病理检查以明确诊断，这样诊断准确率最高，如果是良性肿瘤也就不必再作第二次手术，如果是恶性肿瘤也不至于引起太多播散。但是，切除活检常在麻醉下进行，切口较大，所以活检手术切口选择必须考虑到第二次手术能否将其切除，同时也需要十分注意不要污染手术创面，以免造成肿瘤接种。

如果临床上拟诊为恶性黑色素瘤，则不应作针穿、咬取或切取活检，应该在准备彻底切除时作切除活检。

（三）探查性手术

探查性手术目的：一是明确诊断；二是了解肿瘤范围并争取切除肿瘤；三是早期发现复发以便及时作切除术，即所谓二次探查术。它不同于上述的诊断性手术，探查性手术往往需要作好大手术的准备，一旦探查明确而又能彻底切除，则应及时作肿瘤的根治性手术，所以术前准备要充分，须备有术中冰冻切片检查。探查时应保证动作轻柔、细致解剖，也应遵循由远及近和不接触隔离技术的原则。

(四) 根治性手术

根治性手术指手术切除了全部肿瘤组织及肿瘤可能危及的周围组织和区域淋巴结，以求达到彻底治愈的目的，这是实体肿瘤治疗的关键。凡肿瘤局限于原发部位和邻近区域淋巴结，或肿瘤虽已侵犯邻近脏器但尚能与原发灶整块切除者皆应施行根治性手术。根治性手术的最低要求是切缘在肉眼和显微镜下未见肿瘤，切除范围视肿瘤类型不同和具体侵犯情况而定。对恶性肿瘤而言，一般要求切除范围应尽可能大，在达到根治的前提下才可考虑尽可能多地保留。

根治性手术对上皮癌瘤而言为根治术，根治性手术对肉瘤而言为广泛切除术。根治术是指肿瘤所在器官的大部分或全部连同区域淋巴结作整块切除，如癌瘤侵犯其他脏器，则被侵犯的器官亦作部分或全部切除，如胃癌侵及胰腺尾部，除作胃次全或全胃切除及胃周围区域淋巴结清除外，尚需切除胰尾及脾脏。若切除的淋巴结扩大到习惯范围以外，则称为扩大根治术，如乳腺癌扩大根治术，除根治术切除范围外，还包括胸骨旁淋巴结清扫。所谓广泛切除术是指广泛整块切除肉瘤所在组织的全部或大部分以及部分邻近深层软组织，如肢体的横纹肌肉瘤应将受累肌肉的起止点及其深层筋膜一起切除，有时需将一组肌肉全部切除，因肉瘤易于沿肌间隙扩散，若为骨肉瘤常需超关节截肢。

（五）姑息性手术

姑息性手术是相对于根治性手术而言的，适用于恶性肿瘤已超越根治性手术切除的范围、无法彻底清除体内全部病灶的患者。因此，姑息性手术的目的是缓解症状、减轻痛苦、改善生存质量、延长生存期、减少和防止并发症。这种手术适用于晚期恶性癌瘤已失去手术治愈的机会或由于其他原因不宜行根治性手术者。姑息性手术包括姑息性肿瘤切除术和减瘤手术，前者是指对原发灶或其转移灶部分或大部分切除，肉眼可见肿瘤残留；后者则根本未切除肿瘤而仅仅解除肿瘤引起的症状。常用的姑息性手术如下。

（1）癌姑息切除术

如针对晚期乳腺癌溃烂出血，行单纯乳房切除术以解除症状；胃大部分切除或肠段切除术以解除晚期胃肠道癌瘤梗阻，防止出血、穿孔等，术后再配合其他治疗；肺癌、食管癌、上颌窦癌有时也作姑息性切除手术，术后再添加放疗或化疗。当转移瘤引起致命的并发症时，可行转移瘤切除手术以缓解症状。

（2）空腔脏器梗阻时行捷径转流或造口

为了解除消化道梗阻、胆道梗阻，临床上常需为患者作食管胃吻合、胃空肠吻合、胆囊空肠吻合、小肠结肠侧侧吻合等内吻合转流术。有时为了解除食管梗阻、肠梗阻、尿道梗阻、喉梗阻须作胃造口、肠造口、膀胱造口、气管造口等，会利用手术或内镜在因肿瘤而发生梗阻的生理腔道内置入内支架。

（3）供应血管结扎或栓塞术

晚期肿瘤可引起大出血，临床常须为患者结扎或栓塞供应肿瘤部位的动脉以达到止血目的，例如鼻咽癌、口腔癌合并大出血。若填塞无效，则须结扎或栓塞颈外动脉。恶性葡萄胎、绒毛膜上皮癌、宫体癌、直肠癌合并大出血而肿瘤难以切除，常须作髂内动脉结扎或栓塞。

（4）内分泌腺切除术

对激素依赖性肿瘤需要切除内分泌腺体，使肿瘤退缩缓解，如卵巢切除治疗绝经前晚期乳腺癌或复发病例，尤其是雌激素受体阳性者；晚期男性乳腺癌、前列腺癌行双侧睾丸切除手术等。

（六）减瘤手术

当肿瘤体积较大，或危及邻近重要器官、结构，而手术无法将其完全切除的恶性肿瘤时，可作肿瘤大部切除手术，术后进行化疗、放疗、免疫治疗、激素治疗、中医中药治疗、反转录治疗等综合治疗，以控制残留的癌细胞，争取较好的姑息性治疗效果，这就是减瘤手术或减量手术。但减瘤手术仅适用于原发病灶大部切除后，残余肿瘤能用其他治疗方法有效控制者，否则单用减瘤手术对延长患者生命的作用不大，相反会增加患者的创伤和痛苦，加重患者及家属的负担，浪费医疗资源。

不过应该指出的是，经减瘤手术后，患者体内瘤负荷减少，大量 G0 期细胞进入增殖期，这有利于采用化疗或放疗等综合治疗措施来杀伤残余的肿瘤细胞，这与常规的辅助性化疗或放疗有本质上的区别。

（七）辅助性手术

为了配合其他治疗，需要辅助性手术，例如喉癌放疗，为了防止放疗中呼吸困难，有时需作放疗前气管切开术；直肠癌放疗有时亦需先做人工肛门术，以免放疗中肠梗阻；乳腺癌和前列腺癌内分泌治疗常需作去势手术。此外，在各部位晚期癌瘤局部灌注化疗时常需作动脉插管术等。

（八）重建与康复手术

为了提高肿瘤病患者的生存质量，重建和康复手术越来越受到重视。外科技术特别是显微外科技术的进步，使肿瘤切除术后的器官重建有很大的进展。头面部肿瘤切除术后常用带血管皮瓣进行修复来获取成功。舌再造术、口颊和口底的重建使患者生活质量大大提高。乳腺癌根治术后乳房重建、巨大肿瘤切除后胸壁重建、腹壁重建等已广泛开展。

第二节　肿瘤的放射治疗

　　放射治疗是肿瘤重要的治疗手段之一，其历史可追溯到 19 世纪末。自 1895 年伦琴发现 X 线、居里夫妇发现镭以来，放射线开始逐渐应用于恶性肿瘤的临床治疗，主要用于治疗位于体表和自然体腔的恶性肿瘤。20 世纪中后叶，随着技术进步，^{60}Co 治疗机和加速器问世，其所产生的射线穿透力强，能够治疗深部肿瘤，使放射治疗的应用范围更加广泛。近 20 年，随着放疗设备的改进和计算机发展，已存在集影像、计算机、加速器为一体的现代放疗技术，如三维适形放射治疗、调强放射治疗、影像引导放射治疗。这些技术的发展，能完成复杂和不规则靶区的照射，不仅能获得精确的照射剂量，而且在提高肿瘤治愈率的同时也改善了病人的生活质量。现代放射治疗的临床应用越来越广泛，成为目前肿瘤综合治疗的重要手段，并被运用于约 70% 肿瘤的临床治疗。为了更好地理解放射治疗的原理和临床实践，我们应该了解有关放射物理学、放射生物学和临床放射治疗学的基本知识。

一、放射治疗物理学

肿瘤放射物理学是放射治疗的重要组成部分，是物理学的概念、原理和技术在肿瘤放射治疗中的应用，放射肿瘤学取得的成就与放射物理学的发展密不可分。放射源从低能 X 线、^{60}Co 发展到现在的高能 X 线、质子和重粒子；放疗技术从简单的二维到三维适形、调强放射治疗、图像引导的放射治疗；放疗影像从 X 线片到 CT、三维重建图像、MRI、功能显像 PET 及各种影像融合技术，这些放射物理技术的发展和计算机技术的应用，使我们可以更加精确地确定肿瘤靶区、提高放疗剂量、增加肿瘤的局部控制率，同时更好地保护正常组织、降低治疗并发症、改善病人的生活质量。

（一）放射线的种类

电离辐射的射线通常分为两大类：带电粒子和非带电粒子。带电粒子如电子、质子、α粒子等与物质相互作用时，直接引起物质的原子电离，这种现象称为直接电离。非带电粒子本身不能使物质电离，但他它们能与原子的壳层电子或原子核作用产生次级粒子，如电子，反冲核等，然后再与物质中的原子作用引起原子电离，这种现象称为间接电离。临床上放射治疗常用的非带电粒子有 X 射线和射线，带电粒子有电子线、质子和重粒子等。

（1）X（γ）射线的物理特性

X线和γ射线本质都是光子，只是产生方式不同，X线是高速电子流打靶（钨、铂金）产生的，γ射线由放射性核素核能级间的跃迁而产生。

根据能量的不同X线通常分为低能X线和高能X线，低能X线能量在50 kV到500 kV千伏级的X线穿透力低，最高剂量在皮肤表面，进入组织后剂量迅速下降，仅适合治疗浅表肿瘤如皮肤癌；高能X线通常在兆伏级（MV）以上，如临床上常用的6 MV或15 MV的X线。高能X线穿透能力强，且随能量的增加而增加，即能量越高，皮肤表面剂量越低、最大剂量点深度越深，因此高能X线适合治疗体内深部的肿瘤。

（2）电子线的物理特性

电子线治疗是直线加速器内普通电子（约50 keV）通过微波加速装置加速到兆伏级能量，然后直接引出而照射肿瘤的。电子线是临床最常用的带电粒子射线，与X（γ）射线不同，电子线穿透能力弱，皮肤剂量高，一般在75%以上，且随能量的增加浅表剂量增加，进入组织后能很快达到剂量最大点，随之剂量迅速跌落。剂量迅速跌落是临床应用高能电子线的重要原因，这种特性有利于保护肿瘤后方的正常组织，因此运用电子线治疗时常用单野照射治疗浅表或偏侧的肿瘤，如转移淋巴结、皮肤癌等。

（二）放射治疗方式及常用的放射治疗设备

1. 放射治疗方式

按射线源与人体的位置关系可将放射治疗分为两种基本照射方式：

（1）外照射，放射源位于体外对人体进行照射，这是临床最常用、最主要的放疗方式；

（2）内照射，即近距离治疗，将放射源直接置于被照射的组织内或放入人体天然的腔内，如乳腺癌、舌癌及前列腺癌插植治疗和鼻咽癌、宫颈癌腔内治疗。

外照射是临床最常用的治疗方式，其放射源可以是放射性同位素，如 ^{60}Co 治疗机，也可以是产生不同能量 X 线的 X 射线治疗机和加速器，还可以是产生电子束、质子束、中子束及其他重粒子束的各类加速器。与近距离治疗不同，外照射大部分射线被均整器、准直器、限束器等屏蔽，只有少部分到达组织；外照射必须经过皮肤和其他正常组织才能到达肿瘤，肿瘤剂量受到皮肤和正常组织耐受剂量的限制；单野照射时肿瘤剂量分布不均匀，但可通过选择不同能量的射线和多野技术使肿瘤均匀照射剂量。

近距离治疗的放射源是放射性同位素，常用的放射源有 ^{60}Co、^{137}Cs、^{192}Ir、^{125}I，其放射源活度一般较小，治疗距离短，放射源周围组织剂量高，靶区剂量分布不均匀，而远隔组织由于距离平方反比定律的影响，其剂量很低。利用近距离治疗物理学特性可以给予肿瘤局部高剂量而周围正常组织较低的剂量。不仅现代后装近距离技术可以优化剂量分布，使布源更加精确合理，而且应用遥控技术大大减少了工作人员所受辐射的剂量。

2. 常用的放射治疗设备

1950 年前放射治疗机器仅能产生千伏级 X 线如接触 X 线（40—50 kV）、浅表 X 线（50—150 kV）和深部 X 线（150—500 kV）。千伏级 X 线穿透力低，仅对浅表肿瘤有效。1951 年加拿大生产出第一台^{60}Co 治疗机后，千伏级 X 线治疗机逐渐退出舞台，目前仅在少数单位用于治疗皮肤肿瘤和直肠癌腔内接触治疗。临床上现主要使用的外照射设备有^{60}Co 治疗机、直线加速器及部分重粒子装置。

(1)^{60}Co 治疗机

^{60}Co 治疗机是第一种兆伏级外照射治疗设备，它可将放射性同位素^{60}Co 所产生的射线经准直系统准直后来照射肿瘤。^{60}Co 是一种人工放射性同位素，核中能量主要以射线形式释放，最终衰变成镍。^{60}Co 衰变释放的射线包括两种能量：1.33 MeV 和 1.17 MeV，平均能量是 1.25 MeV。半衰期为 5.27 年，即每月衰减约 1.1%，因此每 4—5 年需要更换一次放射源。与千伏级 X 线治疗机相比，^{60}Co 治疗机释放的射线能量较高，穿透能力强，可以

用于治疗深部肿瘤；同时其旁向散射小，周围剂量跌落快，这有利于保护周围正常组织；千伏级 X 线最大剂量点在皮肤表面，而 ^{60}Co 最大剂量点在皮下 5 mm，因此皮肤反应较轻；千伏级 X 线以光电效应为主，骨吸收能量较软组织大得多，而在射线中康普顿效应占优势，骨和软组织吸收剂量相近，这样当射线穿过正常骨组织时不会引起严重骨损伤。

^{60}Co 治疗机虽然提高了能量，但治疗深度有限，仍不能满足胸、腹等深部肿瘤的治疗需要，而且存在放射源污染问题。随着高能医用加速器的问世，^{60}Co 治疗机在临床应用逐年减少。

（2）直线加速器

第一台医用直线加速器于 1953 年在英国开始使用并逐渐成为放疗的主流设备。据统计，在兆伏级放射治疗设备中，直线加速器占了 80% 以上。直线加速器是高频电磁波通过微波加速装置使普通电子（约 50 keV）加速到高能电子，高能电子直接引出照射肿瘤即电子束治疗，或高能电子打靶（钨、铂金）产生 X 线照射肿瘤即 X 线治疗的设备。目前大多数直线加速器能同时进行 X 线治疗和电子束治疗，而 X 线能量一般分为低能 X 线（4—6 MV）和高能 X 线（15—18 MV），仅具有低能 X 线的加速器称为低能单光子直线加速器，同时具有低能和高能 X 线的加速器称为双光子直线加速器。

现代直线加速器装配有多叶准直器（multileaf collimator, MLC），MLC 是用来产生适形照射野的机械运动装置，俗称多叶光栅，它可以替代射野挡块形成不规则照射野，也可以避免熔铅和挡块加工过程中铅对工作人员健康产生影响。多叶准直器提供了一种实用的适形治疗方法，它是在常规治疗准直器上的一种改进，使得射野形状能随靶区形状而改变。多叶准直器的问世使适形调强放射治疗变得简单可行。

3. 放疗辅助设备

随着放射治疗技术的不断发展，放射治疗相关设备除上述主要治疗机器以外，还有传统 X 线模拟定位机、CT 模拟定位机、治疗计划系统、图像数据传输网络及质量控制和质量保证的相关仪器。

二、临床放射生物学

(一) 放射线的生物学效应

生物的放射效应主要表现在生物体内大分子如核酸、蛋白质的损伤。大量研究表明，DNA 是生物体内最重要的放射敏感区域。放射线引起的电离辐射对 DNA 分子产生损伤，有直接和间接两种作用，前者是指射线直接损伤 DNA 分子，引起碱基破坏、单链或双链断裂、分子交联等，后者是指射线首先电离水分子，并产生自由基，高度活泼的自由基再和有机分子作用。

　　人体内具有 DNA 的损伤修复系统，用以维持 DNA 的遗传稳定性，包括无差错修复和差错倾向性修复。无差错修复的主要方式是切除修复，具体是通过一系列核酸的修复系统将损伤部位切除，以完整的互补链为模板合成小片段 DNA 链填补空隙；差错倾向性的修复方式主要是重组修复，具体是依靠受损伤 DNA 分子间的遗传重组以制成无损伤 DNA 分子，未去除的损伤在 DNA 不断复制中逐渐被稀释。

（二）人体组织器官的放射效应和细胞存活曲线

　　人体组织器官对放射线的敏感性与其组成细胞的繁殖能力成正比，与细胞分化程度成反比，即细胞繁殖能力越强的组织器官越敏感，细胞分化程度越低的组织器官越敏感。人体器官的敏感性在一定剂量下与面积有关，身体受照射的面积越大，反应越大。根据组成细胞的繁殖分化能力可将组织器官分为敏感性高、敏感性较高、中度敏感、敏感性较低和敏感性低 5 类。

　　研究放射线对细胞增殖能力的影响，对临床放疗很有意义，以便更有效地杀灭那些可能复活并增殖的肿瘤细胞。在放射生物学上，鉴别细胞存活的唯一标准是照射后的细胞是否保留无限繁殖能力，凡是失去无限繁殖能力、不能产生子代的细胞称为不存活细胞，即细胞死亡，而保留繁殖能力、能无限地产生子代的细胞称存活细胞。细胞存活这个定义反映肿瘤放疗后的效果，是鉴定疗效较好的指标。1956年 Puck 描述了放射剂量与细胞存亡之间的关系曲线，称细胞存活曲线（cell survival curve）。1967年由 Elkind 和 Whitmore 提出的多靶方程已经成为哺乳动物细胞存活曲线的广泛应用形式。存活曲线的低剂量区呈一肩段，被认为是亚致死损伤的修复，剂量增大到超过此区则导致细胞呈指数性死亡。根据靶学说，细胞群体的细胞死亡率与靶数或打击数 n 相关，另外一个反应细胞放射敏感性的是平均致死剂量（D0），即存活曲线直线部分的斜率倒数，这是照射后细胞存活率为30%时所需的剂量。哺乳动物的 D0 值在 1—2 Gy 很窄的范围内，已知 D0 和 n 值，便可求任何剂量下的细胞存活率。

（三）放射线对肿瘤组织的作用

在影响肿瘤放射敏感性的各种因素中，肿瘤组织的细胞起源和分化是主要因素。放射敏感组织的肿瘤对射线的敏感性较高，分化程度越差的肿瘤其敏感性越高。

生物体肿瘤细胞群内有在增殖周期的细胞（G1-S-G0-M）、静止细胞（G0）、无增殖能力细胞、破碎细胞。细胞群按一定的增殖动力学变化，其生长率可用倍增时间来表示，它既受肿瘤外界环境的影响，也受细胞增殖率（细胞周期时间）和细胞丢失率等内在因素的影响。对人体肿瘤进行观察，发现细胞增殖率和细胞丢失率与放射敏感性之间有明显的关系，凡平均生长速度快、细胞更新率高的肿瘤，对放射也较敏感。肿瘤细胞群受射线打击后有其本身的与正常组织不同的反应体系，利用放射线对各种组织器官的正常细胞群和肿瘤细胞群的不同影响和损伤，以及它们恢复能力的差别，可以使放疗在正常组织能够耐受的条件下最大限度地杀灭肿瘤细胞。

肿瘤的生长速度和细胞增殖动力学至少从三个途径影响肿瘤对放射治疗的反应：（1）在细胞周期内不同时期的细胞放射敏感性不同，因此细胞群的放射敏感性和细胞在周期内的分布有关，照射后细胞群内细胞周期各期的再分布可以改变细胞群的放射敏感性；（2）两次照射之间细胞的再增长可以抵消部分照射的杀伤作用，这也许是某些实验性肿瘤放射抗拒的原因；③潜在致死损伤修复的重要性和细胞群增殖动力方面的状态是有关的。

(四) 放射治疗中的生物物理因素

1. 线性能量传递和相对生物效应

线性能量传递（LET）是评价射线质的一个参数。深部 X 线、^{60}Co 的 γ 线、加速器的 γ 和 β 线，其特点是在组织中沿着次级粒子向上的 LET 较小，一般称为低 LET 射线，这些射线的生物学效应大小对细胞的含氧情况及细胞的生长周期依赖性较大，即对乏氧细胞和 G0 期细胞作用小。快中子、负 π 介子、重粒子的 LET

值高，被称为高 LET 射线，这些射线几乎没有或较少有亚致死损伤（SLD）和潜在致死损伤（PLD）的修复，细胞存活曲线肩段小或消失。除中子外，高 LET 射线的物理特点是具有 Bragg 峰型剂量曲线，生物学特点是氧增强比（OER）低，其生物学效应大小对细胞的含氧状态和生长周期依赖性小。目前研究和应用最多的是快中子，利用其高 LET 特性对肿瘤进行放疗。临床治疗腮腺癌、晚期前列腺癌、骨肉瘤、软骨肉瘤和软组织肉瘤，局部控制分别已达到 71%、93%、67%、56% 和 50%，较光子有明显优势。

相对生物学效应（RBE）是指要达到同样生物效应时所需标准射线和使用射线的剂量比值。RBE 值的变化主要是指在分次治疗的剂量范围之中，因此，在临床应用里中子治疗应选择与标准 X 线治疗有相应作用的剂量。低 LET 射线，OER 值高，RBE 值低；随 LET 值的增加，OER 降低，RBE 升高，其变化速度随 LET 值的增加逐渐加快。高 LET 射线，OER 值低，RBE 值高，在 RBE 高值时一个合适的 LET 射线产生的电离密度正好给予每个靶一次打击，杀灭细胞的能力可达到最高点。但 LET 再增加，高达 100 keV/um 时，OER 愈加降低，但 RBE 急速减少，这是由于高 LET 射线在一个细胞内的电离密度太高而产生过度杀伤。

2. 分割放射治疗

自 20 世纪 30 年代以来，以临床实践经验为基础建立起来的

分割放射治疗

（每周 5 次，每次 2Gy）被认为是标准的方法。这种方法符合正常组织和肿瘤组织对放射线反应差异的客观规律，起到了尽可能保护正常组织并保证一定的肿瘤细胞杀灭率的作用。分割放疗中的生物学因素有 5 个方面，通常称 5R。

放射损伤的修复（repair）：放射损伤是分割放疗中最普遍的生物学现象。SLD 的修复能增加细胞存活率，主要反映在存活曲线的肩段上，肩段的形状和细胞最大的修复能力对多次小剂量的治疗效果都起决定作用。SLD 的修复能力在乏氧时和高 LET 射线时降低，由于肿瘤组织含一定的乏氧细胞，肿瘤分割放疗时的 SLD 累积比周围氧合好的正常组织要多。PLD 的修复主要发生在 G 期细胞之中，表现为低 LET 射线照射后经过一定条件和时间，细胞存活率增高。某些肿瘤在慢增殖过程中 G 期细胞含量高，因此 PLD 的修复增强，这可能是分割治疗中肿瘤复发的来源。

细胞周期再分布（redistribution）：在哺乳动物细胞增殖周期内不同期的细胞有不同的放射敏感性，分割放疗将会使最敏感的细胞选择性地减少，而留下较大比例的对放射相对抗拒的细胞。临床治疗的效果不仅决定于每个分割照射量的大小，同样也决定于两次照射的间隔。

乏氧细胞的再氧合（reoxygenation）：一般肿瘤内乏氧细胞比例为15%—20%。一次照射后大部分氧合好的细胞被杀灭，肿瘤细胞群中乏氧细胞的比例增加，可高达100%。经过一段间隔时间后，由于瘤体缩小，耗氧减少以及血管供应改善，乏氧细胞逐渐再氧合，其比例可恢复至治疗前的水平。

细胞再增殖（regeneration）和补充增殖（recruitment）：临床理想的效果是在各个分次照射之间正常组织细胞完全再繁殖而肿瘤不再生长，使正常组织保持在稳定状态，而肿瘤细胞群逐渐缩小。如大面积骨髓照射后造血干细胞生长比率增加，同时其成熟速度加快，大量前驱细胞很快更新；另一方面，肿瘤细胞数减少，虽然在代偿时其生长比率也增加，但每次细胞分裂后仍有相当多的细胞丢失。肿瘤和正常组织内细胞不同的减少情况增加了治疗增益。

三、放射治疗原则与实施

（一）根治性治疗

（1）根治性放疗。指应用放疗方法全部而永久地消灭恶性肿瘤的原发和转移病灶。通过此法治疗，患者有望获得长期生存。

（2）根治性放射治疗的主要适应范围：①病理类型属于放射敏感或中度敏感肿瘤。②临床Ⅰ、Ⅱ期及部分Ⅲ期。③患者全身状况较好，重要腔器无明显功能损害。④治疗后不会出现严重并发症或后遗症，患者自愿接受。

（3）根治放射治疗剂量，也就是达到肿瘤致死剂量。其病理类型和周围正常组织的耐受有很大差异，如淋巴网状内皮系统肿瘤一般为（20—40）Gy/（2—4）周、鳞状细胞癌为（60—70）Gy/（6—7）周、腺癌一般为（70—80）Gy/（7—8）周。

（二）姑息性放疗

对病期较晚、治愈可能性较小的患者，以减轻患者痛苦、改善生存质量、尽量延长生存期为目的的放射治疗，被称为姑息性放射治疗，其可分为高姑息和低姑息治疗两种。姑息性放疗的适应范围：（1）止痛，如恶性肿瘤骨转移及软组织浸润所引起的疼痛。（2）止血，由癌引起的咯血、阴道流血等。（3）缓解压迫，如恶性肿瘤所引起的消化道、呼吸道、泌尿系统等梗阻。（4）促进癌性溃疡的清洁、缩小甚至愈合，如伴有溃疡的皮肤癌、乳腺癌等。（5）改善器官功能和患者的精神状态，尽管肿瘤已广泛播散，但当患者看到肿瘤在缩小，症状在缓解或消失后，其精神状态就会获得很大的改善。

姑息治疗的治疗技术相对简单，剂量也是根据需要和具体情况而定。高姑息治疗用于一般情况尚好的晚期病例，所给的剂量为全根治量或 2/3 根治量。低姑息治疗用于一般情况差或非常晚期的病例。照射方法可采用常规照射，也可使用大剂量少分割的方式。

（三）综合治疗

1. 与手术结合综合治疗

（1）术前放疗

术前放射治疗的目的是抑制肿瘤细胞的活性，防止术中扩散；缩小肿瘤及周围病灶，降低分期提高手术切除率；减轻肿瘤并发症，改善患者状况，以利于手术治疗。

（2）术后放疗

术后放疗的适应范围主要有：术后病理证实切缘有肿瘤细胞残存者；局部淋巴结手术清扫不彻底者；因肿瘤体积较大或外侵较严重，手术切除不彻底者；原发瘤切除彻底，淋巴引流区需预防照射者；手术探查肿瘤未能切除时，需给予术后补充放疗者。

（3）术中放疗

很少应用。

2. 与化疗结合综合治疗

（1）化疗和放疗综合治疗的目的：①提高肿瘤局控率。②降低远处转移。③器官结构和功能的保存。

（2）化疗和放疗综合治疗的生物学基础：①空间联合作用。②化疗和放疗独自的肿瘤杀灭效应。③提高杀灭肿瘤的效应。

④正常组织的保护作用。⑤阻止耐药肿瘤细胞亚群出现。⑥降低放疗剂量。

（3）放疗化疗结合综合治疗的基本方法。其主要有序贯疗法、交替治疗和同步治疗。

（四）急症放疗

1. 脊髓压迫征

指的是肿瘤或非肿瘤病变压迫侵犯脊髓、神经根或血管，从而引起脊髓水肿、变性及坏死等病理变化，最终导致脊髓功能丧失的临床综合征。由癌骨转移引起症状的病例，其早期放疗效果比晚期放疗效果好。照射剂量应根据肿瘤的敏感情况而定，一般为 40—50 Gy，不宜超过 55 Gy，然后间接给予或直接给予椎管内肿瘤放射性粒子的植入治疗。

2. 上腔静脉综合征

指的是上腔静脉或其周围的病变引起上腔静脉完全或不完全性阻塞，导致经上腔静脉回流到右心房的血液的部分或全部受阻，从而表现为上肢、颈和颜面部瘀血水肿，以及上半身浅表静脉曲张的一组临床综合征。源于恶性肿瘤的上腔静脉综合征，尤其是对放疗敏感的肿瘤，一般首选放射治疗。一般开始剂量用 4 Gy，每天一次，连续 3 d 后改为 2 Gy，每周 5 次，病灶总剂量在（40—50）Gy/（3—5 W）周，精确放疗剂量甚至可达 75 Gy。国产伽玛刀 50% 等剂量曲线上的剂量可根据肿瘤病理类型而定，中度敏感或不敏感肿瘤可达 65 Gy，中心剂量达 100 Gy 以上，但热点要避开血管壁或其他敏感组织、器官。

四、提高放射治疗疗效的途径

提高放疗疗效包括两个方面，即增强放射线对肿瘤细胞的杀伤和保护正常组织不受或少受照射的损伤。

（一）高 LET 射线

高 LET 射线具有 Bragg 峰型剂量曲线，用改变粒子入射能量和外加滤过器的方法，可以加宽峰区范围，使之适应特定部位肿瘤的治疗。从射线的深度和剂量关系来看，峰值深度外的 LET 值最大，用单一射野就可能获得理想的剂量分布，这简化了射野的设计、提高了肿瘤治疗剂量的准确性。高 LET 射线的 OER 低，没有或较少有 SLD 和 PLD 的修复。以上情况，充分说明高 LET 射线对提高放射疗效的优越性。

（二）加温放疗

加温（hyperthermia）又称热疗，是基于部分肿瘤细胞与其相应的正常组织对热敏感而提出的方法，其杀伤细胞的原理可能与损伤细胞的生物大分子有关。虽然有资料证明某些肿瘤在体积较小时常常可以经单纯加温治愈，但在临床实际应用中，单纯加温往往不能治愈肿瘤，必须与放疗或化疗合并使用。目前，加温放疗以肿瘤局部加热为主，方法有电磁波和超声波两种。

加温放疗对肿瘤存活曲线的影响，表现为曲线变陡、斜率增加、D值降低，这可能与加温使对热较敏感的S期细胞和乏氧细胞的杀灭作用增强以及热抑制放射损伤的修复有关。大量临床经验说明，加温放疗具有显著的优越性，虽然各种加温方法、治疗计划有所不同，但结果都表明其完全反应率明显提高。颈淋巴结转移癌的2年控制率，传统放疗为14%，加温放疗为58%。Hidenobu等通过比较放疗加化疗与放疗加化疗再加热疗治疗101例食管癌患者的疗效后认为，热疗是化疗和放疗的最大增效因素之一，三者联合应用可加强对食管癌的局部控制，并得到满意的姑息治疗效果。

作为辅助方法之一，近年来局部热疗被应用于局部进展期直肠癌的术前治疗中并取得明显疗效。热疗可以与放疗、放化疗同时应用。一组术前热、放疗研究显示，与单纯放疗相比，热、放疗病例的CR率为16.1%—57.4%，单纯放疗病例CR率仅为0—1.7%。如果按有效率（CR＋PR）计算，前者为57.5%—78.1%，后者仅达到5.3%—35.6%。局部进展期直肠癌（T4N0M0）手术后局部复发率较高，与单纯放疗相比，术前热、放疗不但可以使 CR 及 PR 率明显提高，而且还可以明显提高患者的 5 年生存率。

（三）放射增敏

放射增敏剂是能选择性增强乏氧细胞对放射的敏感性、增加肿瘤组织放射损伤的一类化合物或因素。比较有价值的增敏剂有氧、卤代吡啶、高电子亲合力类化合物等。另一类放射防护剂能选择性保护氧合好的正常组织，如果在毒性不增加的情况下合并使用增敏剂和防护剂，有可能得到比使用任何一种药物更有效的效果。目前，致力于寻找更有效的增敏剂、深入研究每种增敏剂的临床应用价值，是探索提高放疗疗效的又一新的途径。

（四）氧效应的应用

在有氧和乏氧情况下，细胞存活曲线的形状基本是一样的，主要区别是低 LET 在乏氧时照射细胞要达到同样的存活率，需要几倍于有氧照射的剂量，即 OER 更高。肿瘤内乏氧细胞的放射抗拒性已成为影响肿瘤放疗疗效的重要因素。要使氧效应发挥作用，并不需要很高的氧浓度，实践证明，氧浓度达 2% 以上时的细胞存活曲线已和正常有氧情况下一样。除高压氧吸入增加肿瘤细胞的氧合外，还可以通过降低正常细胞的氧合、时间剂量分割、高 LET 射线、乏氧细胞增敏剂和中毒剂、正常组织保护剂的应用等手段，减少乏氧细胞的放射抗拒性。有关这方面的工作正在临床实践中不断被摸索改进。

五、放射反应及其防治

（一）头颈部肿瘤的放疗后遗症

（1）放射性脑脊髓病。由于解剖部位的关系，在鼻咽癌放疗时，必然有小部分脑组织包括在射野内；颈部转移癌放疗时，脊髓也会受到照射，导致脑脊髓病的发生。放射性脑脊髓病，轻者出现低头时触电感，重者出现手足感觉异常、行走不便，甚至高位截瘫的症状。放射性脑实质坏死的症状依部位而定，可能会有感觉障碍和中枢性运动麻痹。放射性中枢神经系统后遗症无特效治疗药物，一般给予患此病者神经营养性药物和肾上腺皮质激素，高压氧治疗有一定效果。

脑胶质细胞瘤术后放疗的时间剂量是一个值得探讨的问题，为了最大限度地杀灭肿瘤组织、减少正常组织损伤、预防放疗后期并发症，正确掌握时间、剂量因素及脑组织的受量至关重要。若放射治疗总剂量不超过 50—55 Gy，每次分割少于 200cGy，则脑损伤发生率低于 5%。

（2）放射性周围性脑神经损伤。可发生在治疗数年以后，难以恢复。

（3）放射性龋齿。放射损伤大部分唾液腺，唾液分泌减少、洁齿作用消失，导致龋齿发生。目前尚无有效预防办法。

（4）放射性颌骨坏死。放疗颌骨受量高时，常导致骨髓炎和骨坏死。以高压氧配合抗炎及局部扩创术，92%病人可治愈。

（5）放射性中耳炎。鼻咽癌全量照射后，可发生鼓膜及中耳黏膜出血，严重者中耳积液、传导障碍；合并感染时，可致中耳损害及脑脓肿、化脓性脑膜炎。治疗时采取鼻腔滴麻黄素类血管收缩药、耳滴复方新霉素，继发感染时应用抗生素。

（6）放射性喉水肿和坏死。喉头经根治剂量照射后，5%—8%的病人发生喉水肿，顽固性喉水肿可致喉软骨坏死。这种情况常需要抗炎、消水肿治疗，必要时行气管切开手术，有软骨坏死者行喉切除手术。

（7）眼的放射损伤。以视网膜和视神经退行性变以及白内障为主，大量维生素和激素治疗效果尚难肯定。人体的上颌窦、鼻咽部邻近眼球，上颌窦的恶性肿瘤向上会破坏眼眶突入到眼球后方，破坏内侧眶壁；向下破坏窦底部及上齿槽骨、侵蚀颧骨、突破后壁并突入翼腭窝等。鼻咽部位于头颅中部，鼻咽癌常累及鼻腔前组或筛窦前组。近几年，医生临床时经常遇到上颌窦恶性肿瘤术后放疗致患侧青光眼、白内障的病例，也常遇到鼻咽癌外照射后发生放射性视网膜病变的病例。放射治疗对癌变周围器官，特别是人体重要器官眼球有害，可大大降低人的生存质量。尽管可以对放疗所致的青光眼、白内障、视网膜病变进行针对性的药物治疗、手术治疗及激光治疗，其对身体造成的不可逆的损害是很严重的，这就要求在放疗时既要控制好放射剂量，又要严格掌握好放疗的定位，保护好正常组织器官。眼科医生要密切观察，使放疗对眼部的损害尽可能降到最小的程度。

（二）胸部肿瘤的放疗反应

（1）气管食管反应。照射后出现黏膜水肿、出血、食管内烧灼感、刺激性咳嗽。根治性放疗后，食管因纤维化发生狭窄。食管癌后加速超分割放疗及外照加内照组的放射性食管炎发生率均高于常规分割放疗，前两组食管炎发生率分别约为 41.5% 和 50.0%，而常规组食管炎的发生率为 22.5%。另外，从食管炎的程度来看，常规组较少需要对症处理，而后加速超分割放疗及外照加内照组的放射性食管炎多需要进行处理，给予支持治疗。

（2）放射性肺炎和肺纤维化。大面积肺照射后，会出现急性放射性肺炎，根治剂量照射后，绝大多数情况会出现程度不同的肺组织纤维化。

（3）放射性脊髓炎。脊髓实际接受量超过其最大耐受量时，可发生放射性脊髓炎。

（三）腹部肿瘤的放疗反应

腹部肝、胆、胰、胃、肠道肿瘤放疗后可能会发生放射性胃肠炎、胃肠坏死、放射性肝炎、放射性肾炎、放射性脊髓炎等反应。

（四）盆腔肿瘤或生殖系统肿瘤的放疗反应

放射反应主要是照射盆腔的反应，其早期反应表现为恶心呕吐、食欲减退、肠鸣音亢进、骨髓抑制等，宜对症处理。

晚期并发症主要有放射性直肠炎、放射性膀胱炎。轻者仅表现为黏膜水肿充血，重者出现纤维化、坏死穿孔甚至形成瘘。在保守治疗无效或发展成瘘时，宜行手术治疗。

第三节　肿瘤的介入放射治疗

一、介入放射治疗的概念

肿瘤的介入治疗是近 30 年来新兴的肿瘤治疗模式，是介入放射学的一个重要组成部分。介入放射学（interventional radiology，IVR）是在医学影像设备的引导下，以影像诊断学和临床诊断学为基础，结合临床治疗学原理，利用导管、导丝等器材对各种疾病进行诊断及治疗的一门学科。具体说就是在 X 线、超声、CT、MRI 等影像设备的导引下，通过经皮穿刺途径或人体生理腔道，将穿刺针、导管或其他器械置于病变部位取得生理或病理组织进行诊断或是进行治疗。

介入放射学技术依据操作途径可分为血管性和非血管性介入技术；依据临床应用可分为肿瘤介入放射学、心血管介入放射学、神经介入放射学及外周血管介入放射学。肿瘤介入治疗以其微创、高效、安全、可重复性强等优点为肿瘤治疗提供了一条新途径。在肿瘤的介入治疗中涉及了介入放射学的多项技术，包括：经皮穿刺活检、经皮引流术、经导管灌注治疗、经导管栓塞治疗、管腔成形术以及肿瘤的射频、微波消融等。

二、肿瘤介入治疗的发展简史

肿瘤的介入治疗是临床介入放射学中的一个重要分支，是伴随着介入放射学的兴起而产生和发展的一门新兴的医学学科。目前肿瘤介入治疗是肿瘤治疗领域中最富活力和具有前途的分支学科之一，其临床应用范围随着治疗效果及技术进步不断扩大。早在 1886 年 Menetrier 对肺部肿块做肺穿刺，以求诊断肺癌，但是由于穿刺针粗、无影像学设备导引、细胞检查技术尚未发展等原因，其结果成功率低、并发症发生率高。直至 20 世纪 50 年代后期，在 X 线、超声、CT、MRI 等影像设备出现及不断进步后，穿刺活检的准确率可达 85%—95%，由于其安全、可靠、并发症少，其已在临床中广泛应用。1953 年，瑞典放射学家 Seldinger 创立的经皮血管穿刺技术奠定了现代介入放射学的基础，后期出现的介入技术基本上都是在 Seldinger 技术的基础上的改进成果。1971 年，Ansfield 报道了经肝动脉灌注氟尿嘧啶治疗肝癌；到 20 世纪 70 年代中后期，已有肝脏、肾脏等脏器恶性肿瘤化疗栓塞的报道；1979 年，日本介入放射学家 Nakakuma 等把碘油与抗癌药混合后注入肝癌供血动脉，再用明胶海绵栓塞肝动脉，使肝癌的介入治疗取得了突破性进展，并迅速被广泛应用于临床，目前已被医学界公认为不能切除的肝癌和肝癌术后复发的首选治疗方法，并已被列入世界肝癌治疗指南。肿瘤的非血管治疗近二十年也得到了快速发展，射频消融、聚焦超声、微波、激光、冷冻消融、放射性粒子组织间近距离治疗等一批肿瘤介入治疗技术作为肿瘤综合治疗的一部分也广泛应用于临床，并取得了很好的治疗效果。腔内支架置入术是 20 世纪 90 年代肿瘤介入放射学发展的另一个重要内容。食管、胃肠道、气管、胆道等恶性肿瘤腔内支架置入术已成功被应用并缓解晚期肿瘤病人梗阻和压迫所引起的并发症。目前国内外已研制出包括功能性支架在内的各种管腔内支架。

我国自 20 世纪 70 年代末期开展的介入放射学就是以肿瘤的介入治疗为开端而起步的。30 余年来，肿瘤的介入治疗取得了令人瞩目的发展和进步，其治疗技术和方法不断改进完善、治疗范围不断扩展延伸、疗效水平不断提高。目前，肿瘤的介入治疗已逐步具备了较为完整的理论体系，并形成了独具特色的学科特点，它因其创伤性小而效果显著的特点得到了医学界和病人的普遍认可。

三、肿瘤的介入治疗技术

肿瘤的介入治疗技术分为血管性及非血管性技术。肿瘤血管性介入治疗是在诊断性血管造影的基础上，通过导管向病灶供血血管内注射药物或栓塞剂，以达到治疗肿瘤目的的方法。非血管性介入放射学是研究在医学影像设备引导下对非心血管部位做介入性诊疗的技术。

（一）介入的基础

1. 应用原理

肿瘤的血管性介入治疗基于肿瘤尤其是恶性肿瘤生长，很大程度上依赖血液供应营养，特别是动脉血的供血营养。阻断肿瘤供血血管可在很大程度上抑制肿瘤的生长、扩散，包括灌注化疗及栓塞治疗。非血管肿瘤介入诊疗技术众多，如穿刺活检、管腔成形术、引流术、肿瘤局部灭活等。管腔成形术应用于气管、食管、胆道等恶性肿瘤狭窄部位的支架治疗；引流术应用于肝囊肿、脓肿及恶性梗阻等的引流。肿瘤的局部灭活治疗方法很多，近几年国内外应用超声、CT、MRI 引导下经皮穿刺肿瘤的射频、微波、冷凝的治疗技术比较热门，利用体外超声聚焦对肿瘤治疗以及组织间近距离 ^{125}I 粒子内照射也都取得了不错的效果。

2. 应用器械

（1）穿刺针

应用穿刺针的主要目的在于建立通道，再通过导丝导入各种导管进行下一步操作。穿刺针一般由锐利的针芯和外套管构成，而单纯用于血管穿刺的穿刺针一般为中空穿刺针。穿刺针的针长为 2.5—7.0 cm，其外径是用 G（Gauge）表示，一般为 14—25 G，数值越大，穿刺针越细。非血管治疗穿刺针的长度一般比血管性介入治疗所需穿刺针长，且带有刻度，通常为 5—20 cm 不等。

（2）导管

导管是介入放射学中使用的主要器材，根据使用目的可分为造影导管、引流导管、球囊扩张导管、微导管等，分别用于造影、栓塞、引流、扩张狭窄管腔及超微选择等。导管直径用 F（French，1French= 0.333 mm）表示，微导管直径可细到 2.3—3 F。

（3）导丝

导丝是用来顺利交换送入导管、减少血管损伤或利用导丝导向性能、将导管选择性或超选择性进一步导入靶血管的重要器材。导丝头端分为直形、J 形等多种。导丝根据使用物理特性不同可以分为普通导丝、超滑导丝、超硬导丝、超长的交换导丝、微导丝等。导丝的直径用英寸或毫米表示。

（4）导管鞘

导管鞘是为了避免在导管反复出入组织时管壁对局部造成损伤，尤其在血管操作时避免损伤血管壁而使用的一种器材。导管鞘的外套管的直径也用 F 表示，与导管相匹配。

（5）支架

用于对狭窄管腔支撑以达到恢复管腔流通功能。狭义的支架，仅指金属支架，广义上可以分为内涵管和金属支架。用于食道等的覆膜支架应用广泛，新型的粒子支架也开始应用于临床，可降低再狭窄的发生率和减慢管腔肿瘤生长速度。

（6）数字减影血管造影装置

DSA（digital subtraction angiography）即将血管造影的影像通过数字化处理，把不需要的组织影像删除掉，只保留血管影像，这种技术叫做数字减影血管造影技术，其特点是图像清晰、分辨率高，为观察肿瘤血供情况及介入治疗提供了近似真实的图像，且为各种介入治疗提供了必备条件。数字减影血管造影技术的应用大大提高了介入诊断及治疗的效率，提高了血管疾病及小肿瘤的检出率，目前，在血管造影中这种技术的应用已很普遍。

3. Seldinger 穿刺法

Seldinger 穿刺法为介入操作的基本穿刺法，是 1953 年瑞典放射学家 Seldinger 教授首先采用的经皮穿刺血管插管技术，这种技术取代了以前直接穿刺血管造影或切开暴露血管插管造影的方法，这一方法的应用开创了一个介入诊疗的时代。该穿刺插管方法操作简便、安全、并发症少，很快得到广泛应用并沿用至今。改良 Seldinger 穿刺法为只穿透动脉前壁、不穿透后壁，可减少出血，目前应用比较多。

(二) 介入诊疗的方法

1. 造影术

血管造影（angiography）是所有介入诊疗手段中的第一步，是介入诊疗的基础。其根据导管进入血管的位置分为非选择性、选择性及超选择性造影，是指通过插入血管的导管注入对比剂连续摄影成像或数字减影成像的一种检查技术。

2. 经导管动脉灌注化疗术

经导管动脉灌注术（transcatheter arterial infusion，TAI）是通过介入放射学方法，建立由体表到达靶动脉的通道（导管），再由该通道注入药物达到局部治疗的一种方法。经导管动脉灌注化疗是经过导管注入相关化疗药物局部治疗肿瘤，是动脉灌注术的一种。

（1）术前准备

包括穿刺针、导丝、导管鞘、导管等常规器材，及同轴导管系统、球囊阻塞导管、灌注导丝，灌注导管、全植入式导管药盒系统、药物注射泵等特殊器材。动脉内灌注常用的化疗药物根据肿瘤病种不同而异。

（2）临床应用

动脉灌注化疗目前在临床上常用于治疗肝癌、肺癌、盆腔肿瘤等恶性实体瘤。在行 TAI 时，先常规进行选择性动脉造影，了解病变的性质、大小、血供情况，必要时进行超选择性插管进行 TAI 治疗。TAI 的入路主要有股动脉、腋动脉及锁骨下动脉等。经股动脉插管操作方便、成功率高，主要用于短期的 TAI；经腋及锁骨下动脉穿刺难度大、技术要求高，但不影响行走，故可保留导管用于长期持续或间断性 TAI。

（3）并发症

动脉灌注化疗操作简单，对病人损伤小，术后恢复快，并发症较少。主要并发症为化疗药物反应，包括：

①消化道反应：大剂量的化疗药物进入胃肠道动脉后可能造成胃肠道反应，主要为消化道黏膜苍白、水肿或点状糜烂，造成胃肠道出血、腹泻和呕吐等；

②骨髓抑制：抗癌药物大多数都有不同程度的骨髓抑制作用，受影响最大的是白细胞，以粒细胞减少较为严重；

③肝脏毒性：许多抗癌药物对肝脏有一定程度的损害作

用，尤其是在肝脏本身疾病和有潜在疾病如原发性肝癌、病毒性肝炎、肝硬化等情况下更容易引发肝脏毒性反应；

④肾脏毒性：临床上常用的化疗药如顺铂（DDP）等都可以发生肾脏毒性作用；

⑤心脏毒性：对心脏有毒性的抗癌药物主要是蒽环类抗癌抗生素 ADM，它可以引发急性、亚急性和慢性心脏毒性。其他并发症可有血管损伤或穿刺点出血，一般都很轻微。

（4）疗效评价。动脉内药物灌注术能使药物高浓度进入病变区，从而提高对局灶性病变的治疗效果，减少药物的毒副作用。在治疗恶性肿瘤方面，其对血供丰富的肿瘤的疗效明显优于少血性肿瘤，但后者仍可延缓肿瘤生长速度和减少疼痛症状，提高病人的生存质量。灌注结合动脉栓塞、物理及化学消融或放射治疗，可提高疗效。术前行灌注化疗有利于提高手术切除率。

3. 经导管动脉化疗栓塞术

经导管动脉化疗栓塞术（transcatheter arterial chemoembolization，TACE）指经导管向肿瘤供血血管内注入化疗药物及栓塞剂，即在阻断肿瘤血供的同时发挥化疗药物的作用，从而达到治疗肿瘤的目的。

（1）栓塞剂

理想的栓塞剂应具备的条件：无毒、无抗原性、生物相容性好、易得、易消毒、不透 X 线、易经导管注入等。栓塞剂种类较多，按物理性状分为固体性、液体性；按栓塞血管部位分为外围性（末梢栓塞剂）和中央性（近端栓塞剂）；按能否被机体吸收，分为可吸收性和不可吸收性；按栓塞血管时间的长短，分为长期（1 个月以上）、中期（48 小时至 1 个月）、短期（48 小时以内）。目前肿瘤介入临床治疗常用的有以下几种栓塞剂。

①碘化油：属于末梢栓塞剂，对肿瘤有趋向性（与肿瘤血管的虹吸作用、缺乏清除碘油的单核细胞或淋巴系统有关），长时间栓塞 20—50 μm 以上的肿瘤血管，而在正常肝组织内易于清除，也可作为化疗药物载体和示踪剂。

②明胶海绵：是一种无毒、无抗原性的蛋白胶类物质，是目前肿瘤介入应用最广的栓塞剂。按需剪成条状或颗粒状，可机械性阻塞血管，并可促进继发性血栓形成，栓塞血管时间为 2—4 周。

③其他：聚乙烯醇（polyvinyl alcohol，PVA 颗粒）、含化疗药或放射性物质的微囊或微球、不锈钢圈、无水乙醇等都属于永久性栓塞剂，均可用于肿瘤栓塞治疗。

（2）临床应用

①手术前辅助性栓塞：适应于富血供肿瘤如脑膜瘤、鼻咽血管纤维瘤、富血供性肾癌和盆腔肿瘤等，且有利于减少术中出血、

肿块完整切除及避免或减少术中转移。

②姑息性栓塞治疗：适于不能手术切除的恶性富血供肿瘤，可明显改善病人生存质量及延长病人生存期。部分肿瘤行栓塞术后，患者病情得到改善，其肿块缩小，可再行二期手术切除。

③相对根治性栓塞治疗：适于少数良性富血供肿瘤如子宫肌瘤、肝血管瘤和少数恶性肿瘤。肝癌化疗性栓塞的临床效果可与手术切除效果媲美，且微创、适应范围广。

（3）疗效评价

良、恶性肿瘤手术前行供血动脉栓塞治疗，不仅可以使肿瘤发生缺血萎缩、便于手术中分离切除，而且可以减少术中出血。TACE 联合消融治疗可让部分肿瘤达到治愈的目的，疗效等同于外科切除。对于晚期恶性肿瘤行供血动脉栓塞，也可以促使肿瘤变性坏死，是姑息性治疗的重要措施，这常常是中晚期恶性肿瘤的主要治疗手段。恶性肿瘤的栓塞治疗还有提高免疫功能的作用。

四、常见肿瘤的介入治疗

（一）原发性支气管肺癌

原发性支气管肺癌（primary bronchogenic carcinoma）简称肺癌（lung cancer），绝大多数起源于支气管黏膜上皮，是最常见的肺部原发性肿瘤。近半个世纪以来，世界上许多国家和地区肺癌

的发病率和死亡率都有所增加，有些工业发达的国家更为明显，我国许多地区肺癌亦呈增长趋势。近 20 年的追踪表明，

每年的肺癌新增病例以大约 0.5% 的速度增长，目前已成为严重危害人民生命和健康的常见病，也是全世界最常见的恶性肿瘤之一。

1. 经皮支气管动脉化疗灌注术

肿瘤的局部药物浓度是抗癌药物对癌细胞杀伤作用的一个很重要的因素。动脉化疗药物灌注可提供较静脉给药高 2—6 倍的药物浓度。因此，在用药相同的情况下经动脉化疗药物灌注的近期局部疗效优于静脉化疗。目前，这一疗法在亚洲国家，特别是中国、日本等国已成为治疗肺癌的重要措施之一。

（1）适应证与禁忌证

①适应证

A. 可以手术切除的肺癌，术前辅助局部化疗。B. 肺癌手术后复发，局部介入灌注化疗。C. 不愿意接受手术治疗或因各种原因不能行手术切除或手术不能切除的各期肺癌。D. 与静脉化疗合用或配合放疗。

②禁忌证

A. 恶病质或心、肝、肺、肾衰竭。B. 高热、严重感染或外周白细胞计数明显低于正常值。C. 严重出血倾向和碘过敏等血管

造影禁忌。

（2）介入操作患者准备

包括①实验室检查，如血常规、出凝血时间、肝肾功能、电解质、心电图等常规检验。②局麻药和碘过敏试验。③术前禁食4 h，非糖尿病患者术前给予50%的葡萄糖溶液20—40 mL。④计划使用顺铂者提前进行水化。

器械和药物准备：①导管选择5F或4F导管，操作者可根据自己的习惯和动脉的实际情况准备多种导管，如Cobra、Simmons、Shepherd'shook导管等，备用3F的微导管。②对比剂：非离子型对比剂为宜。③化疗药：以铂类药物为主，联合应用1—2种化疗药。常用药物及一次性剂量：卡铂300—400 mg，顺铂80—100 mg，丝裂霉素10—20 mg，表柔比星40—60 mg，5-FU0.5—1 g、依托泊苷100—400 mg等，也可参照静脉化疗方案给药。由于新的有效化疗药物不断应用于临床，也应考虑将新的静脉化疗方案引入。④其他：止吐药、减少过敏和化疗反应药、升白细胞药、心电监护仪、急救器材和药物。

操作过程：行选择性或超选择性支气管动脉插管造影，并注意下述几点：①由于多数的肺癌瘤灶具有多支血管供血的特性，一侧肺肿瘤还可以通过对侧支从对侧肺及邻近部位体动脉获得血供，因而要开始治疗前首先尽可能明确肿瘤供血血管，而不要满足于只找到一支支气管动脉。②对于有脊髓动脉显影或与肋间动脉共干的无脊髓动脉显影者，在造影与灌注前从该支血管注入地塞米松 5 mg，从而保护脊髓免受对比剂与抗肿瘤药物的影响。③对血管造影肿瘤染色不完整、CT 增强扫描强化显著而造影上染色不明显或治疗效果不满意者，更应考虑多支血管供血的可能。

（3）并发症

支气管动脉化疗灌注术的并发症主要包括：①脊髓损伤：由于肋间动脉常与支气管动脉共干，而前者有分支至脊髓供血动脉。当行支气管动脉造影、支气管动脉内化疗灌注时，有可能造成脊髓损伤，引发截瘫等严重并发症。②食管损伤：食管动脉或其供血支可能与支气管动脉共干，行 BAI 时化疗药物可引起食管坏死、穿孔和食管气管瘘等。③肋间动脉损伤：可引起所支配范围内的皮肤发红、疼痛甚至皮肤坏死。应用微导管技术可将其避免，一旦发生则应对症处理。

（4）疗效评价

BAI 具有肿瘤局部药物浓度高、药物接触作用时间较长的特点，作为姑息治疗，可以增加肿瘤的近期疗效，进而获得比全身静脉化疗更高的有效率。然而，BAI 的五年生存率依然较低，其远期疗效并不比静脉化疗明显。

2. 其他治疗肺癌的介入术

（1）支气管动脉化疗栓塞术。利用吸收性明胶海绵、载药微球、碘油、PVA 颗粒等栓塞肺癌供血动脉可有效控制肿瘤进展，但是，由于栓塞可能引起支气管动脉、脊髓动脉或肋间动脉误栓从而造成严重后果，甚至危及患者生命，故支气管动脉化疗栓塞术现已较少应用于临床。

（2）介入性射频消融治疗肺癌射频消融（radiofrequency ablation，RFA）是一种发展迅速的热毁损技术，已经应用于灭活骨肿瘤、肝癌和肝内转移癌等。近年报道应用"多弹头"电极组织间高温射频消融技术治疗原发性及转移性肺肿瘤取得了满意效果。

（3）微波组织凝固法治疗肺癌微波组织凝固法（microwave tissue coagulation，MTC）是利用 2450 MHz 的微波电场使分子内摩擦产热，造成局部组织高温固化而治疗肿瘤。MTC 法治疗肝癌能做到微创、微痛、高效，可以达到非手术原位杀灭癌组织的效果。近年来这种方法被应用于肺癌，也取得了较好的效果。

（4）激光与激光光动力疗法治疗肺癌。利用激光治疗肺癌的目的主要是将腔内肿瘤气化并消除气管支气管的阻塞及止血，改善患者的通气，起到姑息甚至挽救生命的作用。光动力疗法（photodynamic therapy，PDT）是指利用特定波长的光照射在一定的光敏物质上产生的一系列化学、物理、生物等反应来治疗某些疾病的方法，其发展比较缓慢。

（5）经皮放射性粒子组织间内照射治疗肺癌。经皮放射性粒子组织间内照射治疗肺癌，是将放射性粒子种植到肿瘤内部，利用粒子释放的 γ 射线持续 180 d 有效照射并杀伤肿瘤细胞。由于周围正常组织仅接受微量辐射，对患者不造成损伤或仅有微小损伤。这是近 20 年发展起来的新技术，尤其是放射性核素 12I 的研制成功、超声和 CT 等影像学技术的发展及计算机三维治疗计划系统（TPS）的出现，使放射性粒子近距离治疗肿瘤的技术迅速开展起来。相信在以后的相当长的时期内，粒子植入治疗肺癌会得到更深入的研究和应用。肺癌综合治疗的疗效会因为放射性粒子植入治疗的加入而得到进一步提高。

肺癌介入治疗的方法很多，大多有比较好的近期疗效，但远期疗效仍不理想。远期疗效不理想的原因极为复杂，还有很多未知因素有待人们不断深入探索与研究，相信经过不懈努力，人类对肺癌治疗的效果会不断改善和提升。

（二）肾癌

肾癌（renal cancer）又称肾细胞癌（renal cell carcinoma），约占肾恶性肿瘤的 80%，其余为肾盂癌和肾母细胞瘤，肉瘤比较少见。肾癌多见于 50—70 岁的中老年人，男性比女性多约一倍，常为单侧单病灶，有 1%—2% 双侧同时或先后出现，15% 为多灶性，可发生于肾的任何部位，但肾上极较肾下极多见。肾癌的出现存在某些遗传因素，有家族性发病倾向。手术切除是肾癌的有效治疗方法，放射治疗、化学治疗、免疫治疗效果均不理想。介入治疗可用于术前栓塞或姑息性治疗。

1. 适应证与禁忌证

（1）适应证

①无手术指征患者的姑息治疗。无手术指征的患者栓塞后可使肿瘤缩小、控制出血、缓解疼痛，部分患者可以达到治愈的效果。②老年体弱或不愿意接受外科手术的患者也可采用动脉栓塞的方法进行治疗。③外科手术前栓塞，防止术中出血，易于手术切除。

（2）禁忌证

①碘剂过敏患者。②严重心、肝、肾功能不全患者。③严重凝血功能障碍患者。④双侧肾脏均有病变，为肾动脉主干栓塞的绝对禁忌证。

2. 介入操作

（1）插管技术

局麻后用 Seldinger 技术经皮股动脉插管，将 Cobra 导管插入患侧肾动脉造影并了解肾动脉主干及分支走行情况、肿瘤的范围及血供、有无动静脉瘘、肾静脉及下腔静脉有无癌栓。造影确诊后，将导管进行选择性或超选择插管；确诊导管位置后，分别选用不同栓塞物质及化疗药物进行不同分级血管的栓塞或化疗栓塞。

（2）栓塞剂的选择

根据不同的栓塞目的选用不同的栓塞剂：①手术前准备：选用吸收性明胶海绵颗粒或吸收性明胶海绵条进行肾段动脉或肾动脉主干临时栓塞，在用吸收性明胶海绵栓塞前使用5—10 mL碘化油进行末梢血管的栓塞。②姑息性治疗：用化疗药物进行栓塞治疗或栓塞化疗。③其他栓塞剂包括不锈钢圈、可脱性球囊、聚乙烯醇、无水乙醇等。

3. 并发症

（1）穿刺相关并发症

与其他部位者处理相同。

（2）异位栓塞

异位栓塞部位包括肠系膜动脉、髂内动脉、下肢动脉及肺动脉，长期栓塞剂（无水乙醇、碘化油等）反流或经动静脉瘘至非靶器官，可引起坏死。栓塞时，应注意先以吸收性明胶海绵或钢圈栓塞动静脉瘘，并将导管头尽量超选，注射时用力均匀，并在透视下全程监视。

（3）继发脓肿

少数患者可继发肾周围脓肿和腹膜后脓肿，这个问题可以用放置引流管的方法来解决。

4. 疗效评价

肾癌预后较差，未手术者 3 年生存率不足 5%，手术治疗后的人的 5 年生存率可达 30%—50%。晚期不能手术治疗的患者，对放化疗均不敏感，应用介入技术行肾动脉栓塞化疗，这对晚期不能手术的患者有较好的疗效。对于年老体弱不能耐受手术或不愿意接受手术治疗的早期或中晚期患者，做经肾动脉栓塞治疗也是一种较好的选择。

（三）子宫肌瘤

子宫肌瘤（myoma of uterus）是源于子宫平滑肌的良性肿瘤，在 30 岁以上妇女中，其发病率可达 20%—40%，其病因不明确，但发病率与卵巢功能、生殖因素、肥胖、少运动、遗传因素等相关。大多数学者认为子宫肌瘤与雌、孕激素有关。子宫肌瘤可发生于子宫的任何部位，肌瘤可多发、单发，瘤体大小不等，按其生长部位可分为肌壁肌瘤、黏膜下肌瘤、浆膜下肌瘤三种类型。子宫动脉栓塞开始于 1970 年，最初被用于产后出血的止血治疗。1995 年，Ravina 将这一技术应用于子宫肌瘤，并取得了显著的疗效。到目前为止，介入治疗子宫肌瘤已得到了广泛的临床应用。

1. 适应证及禁忌证

（1）适应证

①30—50 岁女性，绝经期之前。②肌瘤导致月经过多致贫血、有压迫症状、痛经者。③拒绝手术，欲保留子宫及生育能力者。④子宫肌瘤切除后复发者。

（2）禁忌证

①碘过敏、妊娠患者。②肌瘤短期内明显增大、怀疑平滑肌肉瘤者。

2. 介入操作

局麻下经皮股动脉穿刺，依次分别行双侧髂内动脉选择性插管，造影观察子宫动脉走行及肌瘤染色情况，然后超选择插入子宫动脉造影，了解子宫肌瘤的大小、范围及供血情况，注意避开卵巢动脉。所使用的栓塞剂一般为聚乙烯醇（PVA）颗粒和吸收性明胶海绵的双重栓塞，或碘化油与平阳霉素混合乳剂和吸收性明胶海绵的双重栓塞。PVA 颗粒直径 150—700 μm，平均 350 mg，其用量与肌瘤大小及肌瘤血供丰富程度有关，直至栓塞满意。插管过程中要防止子宫动脉痉挛，必要时可使用微导管，术后给予镇静和止痛处理。

3. 并发症

（1）血管痉挛

子宫肌瘤患者行子宫动脉栓塞术时发生子宫动脉痉挛，往往是导管、导丝的多次刺激所引起的。采用血管内注射利多卡因多能缓解。

（2）腹痛

术后几乎 100% 的患者可出现痉挛性下腹部疼痛症状，可于栓塞开始即出现，也可在栓塞后 24—48 h 出现，疼痛持续的时间和疼痛的程度与所使用的栓塞剂颗粒大小有关，越小的栓塞剂引起的疼痛越明显。止痛及抗感炎治疗可有效缓解疼痛。

（3）栓塞后综合征

除腹痛外，还出现发热、恶心、呕吐、食欲缺乏等症状，一般在 1 周内缓解。

（4）阴道不规则流血

一般在术后第 1 d，持续 3—5 d。主要是子宫缺血后内膜坏死的脱落导致小量出血。

（5）下肢深静脉血栓形成

静脉血栓形成的因素为静脉血流缓慢、血液高凝状态和静脉壁损伤，以前两者为主要原因。手术创伤引起血小板凝集能力增强、纤维蛋白溶解能力下降，血液会处于高凝状态，下肢深静脉血栓形成危险性会明显增强。

（6）感染

子宫动脉栓塞后的主要危险可能是延迟出现的严重泌尿生殖系统感染。

4. 疗效评价

栓塞治疗三个月后，肌瘤体积可缩小 20%—80%，部分患者的肌瘤完全消失。肌瘤缩小后，相应的尿频尿急、尿潴留及便秘等压迫症状明显改善；月经量和月经周期可恢复正常，短期随访的结果表明栓塞疗法对子宫卵巢和生育功能几乎没有影响。相反，子宫动脉栓塞后随着肌瘤缩小和临床症状改善，月经周期恢复正常，可增加受孕机会。已有子宫动脉栓塞后正常分娩的报道。极少数患者发生卵巢功能衰竭导致闭经的现象，这种患者年龄多在 40—50 岁，处于更年期或接近自然绝经期，其原因尚不明确。

第四节 肿瘤的化学治疗

一、化学治疗的发展史及现状

人类与肿瘤的斗争始于数千年以前。早在公元前 16 世纪，古埃及人就曾以砷化物油膏治疗皮肤癌、19 世纪中叶，有人应用亚砷酸溶液治疗慢性白血病、到 20 世纪初期，以磺胺、青霉素为代表的抗菌药物的问世，激发了人们寻找抗肿瘤药物的热情，恶性肿瘤药物治疗的可能性初现光芒。

一般认为，近代肿瘤的化学治疗（化疗）始于 20 世纪 40 年代，以 1942 年氮芥被成功地应用于淋巴瘤的治疗为起点，这一成就促进了烷化剂的合成和应用研究。在其后相当短的时间里，相关人员陆续合成了噻替哌、苯丁酸氮芥、白消安、美法仑、环磷酰胺等，并在临床应用后取得了一定的效果。进入 20 世纪 50 年代后，相关人员通过以动物大规模筛选化疗药物的方式先后发现了叶酸抗代谢剂如甲氨蝶呤、巯基嘌呤、硫鸟嘌呤及 5-氟尿嘧啶等以及许多抗菌药物如博来霉素、丝裂霉素、阿霉素等。到 20 世纪 60 年代末，大部分抗肿瘤药物都已被发现，包括长春花碱、长春新碱、甲基苄肼、阿糖胞苷、顺氯氨铂等，这使肿瘤化疗可供选择的药物越来越多，肿瘤化疗从应用单一的药物，发展到几种药物联合治疗，使化疗成为临床肿瘤治疗学中不可缺少的重要手段之一，同时开创了肿瘤细胞动力学和化疗药物动力学的研究，使化疗疗效大大提高。近几十年来，随着肿瘤研究工作的深入，人们对肿瘤的起因、发病过程、生物学及免疫学等方面已经有了相当的了解，并逐渐建立了肿瘤临床治疗中三种效果肯定的方法体系，即手术、放射和化疗。近几年新发展起来的免疫、内分泌、介入治疗等实验性方法也是上述治疗方法的延续和深入发展。

我国肿瘤化疗事业起步稍晚，但是近 20 年来，许多科研人员与临床医生密切合作，对恶性肿瘤的化疗进行了广泛深入的研究，在不断介绍、引进国外化疗技术的同时，总结出了许多具有我国特点的成果和经验，而且撰写出版了大量有关肿瘤化疗的专著，为我国近代恶性肿瘤化疗的发展做出了贡献。中西医结合防治肿瘤是我国近年来的重点研究课题之一，也是我们的特色。中医防治肿瘤的理论体系，主要强调整体观念、辨证论治等一套独特而严谨的治疗方法，其作为辅助手段，不但可以减轻化疗反应，而且能够提高患者远期生存率，特别是对胃肠道肿瘤、妇科肿瘤的治疗，中西医结合治疗的效果优于单纯西医治疗。如今中药作为生物反应调节剂应用于肿瘤的治疗已为世界所瞩目。

在肿瘤治疗中进步最快的是化疗。随着对药物作用机制的亚细胞水平及分子水平的研究、抗癌新药的发现、联合用药和用药途径的改变等的发展，化疗在临床上已取得了令人振奋的进展。目前，化疗不仅是一种姑息疗法或辅助疗法，还已经发展成为一种根治性的方法和手段。实验已经证明目前有近百种药物对不同种类的恶性肿瘤有效，其中至少有10种肿瘤单用化疗有获得治愈的可能，如绒毛膜上皮癌、急性淋巴细胞性白血病、睾丸精原细胞瘤、部分恶性淋巴瘤等，有20余种肿瘤可以得到缓解。因此化疗已成为当前临床上不可缺少的重要手段之一。化疗在某些方面优于放射治疗和手术治疗，可以弥补手术、放疗的不足，还可以辅助手术和放疗而提高疗效，尤其对于一些全身性肿瘤如白血病、多发性骨髓瘤、已经转移扩散的肿瘤或亚临床微小癌灶，化疗可作为首选的治疗方法。其次，化疗不需要昂贵的设备和特定严格的条件，一般情况下各级医院均可实施。

当然，我们也应当看到化疗也有局限性，随着化疗越来越广泛地应用于临床肿瘤的治疗，抗肿瘤药物的毒性反应和耐药性也逐渐引起人们的重视。药物的毒性反应，不但限制了药物应用的剂量，而且会引起患者机体免疫功能下降，常常会使治疗被迫中断。这引发了人们对药物选择性的研究，开创了以脂质体或单克隆抗体作为载体的导向治疗、局部血管内插管灌注化疗、血管紧张素Ⅱ介导的升压疗法等，其目的都在于提高药物对肿瘤细胞的杀伤而减轻毒副作用。与其他抗生素一样，化疗药物也有抗药性，这往往会成为治疗失败的原因之一。为了解决化疗药物的抗药性，基于肿瘤细胞异质性（heterogeneity）的理论，人们在实践中逐渐摸索出了适用于不同肿瘤的联合应用的最佳药物配伍，并及时调整治疗的剂量和疗程，这在一定程度上大大提高了治疗的效果。

二、肿瘤化疗的策略

除部分肿瘤外，化疗在很多常见肿瘤的治疗中常常占据辅助地位，其目的是消灭残存的病灶或微小转移灶。在肿瘤被杀灭到一定程度后应重视机体免疫功能的恢复。因此，评估攻与补之间的关系、注意保护和促进机体免疫功能的恢复已成为肿瘤根治性化疗策略的一部分。在化放疗后给予生物反应调节剂（BRM），可以进一步提高疗效，如 Hodgkin 淋巴瘤、乳腺癌、胃癌等。对某些中度敏感的肿瘤如卵巢癌、非霍奇金淋巴瘤、乳腺癌等增加剂量强度（dose intensity，DI）可以在一定程度上提升疗效。而造血因子如 G-CSF、GM-CSF 的应用和造血细胞的输注

（如骨髓移植、造血干细胞输注等）的安全性高，在临床上更易推行。造血干细胞的支持，使接受高剂量化疗治疗的骨髓瘤、复发的滤泡型淋巴瘤、晚期卵巢癌及生殖细胞肿瘤患者的预后获得进一步的改观。

（一）综合治疗

肿瘤治疗目前已进入综合治疗时代。医师的任务是如何掌握和安排各种有效的治疗手段、提高疗效、治愈更多患者。内科治疗着眼于全身，通过药物治疗最大限度地杀伤肿瘤细胞和增进机体的免疫功能。对于早期病例，在手术治疗后辅以药物或免疫治疗，已有了一些比较重要的成果。中晚期和复发转移的患者可先做化疗，使肿瘤体积缩小，待到肿瘤被控制后再施行手术或接受放疗以进一步消灭残存的肿瘤，并积极扶正以争取治愈。

（二）细胞增殖力学与化疗

对肿瘤细胞增殖动力学的认识，以及对各类药物作用机制的了解，为安全有效地进行化疗提供了理论基础。细胞增殖周期分为：（1）合成前期（G1）。（2）DNA 合成期（S）：对干扰核酸合成的药物较敏感。（3）合成后期（G2）。（4）有丝分裂期（M），对长春新碱、秋水仙碱类及鬼臼碱类敏感。而直接作用于DNA 的药物，如烷化剂、抗肿瘤抗生素及金属药对整个周期中的细胞均有杀灭作用。所以，有人把这类药物称为周期非特异性药物（CCNSC），而把前述只作用于某一时期的药物称为周期特异性药物（CCSC）。另一部分细胞处于静止期（G0），对各类药均不敏感，常是肿瘤复发的根源，是目前肿瘤化疗的难题之一。非特异性药物对癌细胞的作用较强而快，能迅速杀死癌细胞；特异性药物的作用较弱而慢，需要一定时间才能发挥杀伤作用。非特异性药物的剂量反应曲线接近直线，在机体能耐受的毒性限度内，其杀伤能力随剂量的增加而增加，剂量增加1倍，杀灭细胞的能力可增加数倍至数十倍。在浓度（C）和时限（T）的关系中，C是主要因素；特异性药物则不然，其剂量反应曲线是一条渐近线，即在小剂量时类似于直线，达到一定剂量后不再上升，出现平波。相对来说，在影响疗效的C和T的关系中，T是主要的因素。因此，为使化疗药物能发挥最大的作用，非特异性药物宜一次静脉注射，而特异性药物则以缓慢静脉滴注、肌内注射或口服为宜。

细胞增殖动力学对肿瘤的治疗具有重要指导意义，为制订合理的治疗方案提供了理论基础，而且在治疗策略方面已有较大的更新。

三、化学治疗的局限性

随着化疗在恶性肿瘤治疗中的地位日益提高，新的抗肿瘤药物不断被发现和广泛应用，人们在临床上也逐渐发现了一些化疗药物的局限性及值得进一步研究解决的问题。一方面是肿瘤细胞基因变异而对化疗药物产生的抗药性，另一方面是由于化疗药物的选择性不高而对机体正常细胞产生的损害和杀伤。在临床恶性肿瘤的化疗过程中，化疗工作经常由于这两个方面而最终失败。

（一）肿瘤细胞的抗药性

药物杀伤癌细胞是按一级动力学进行的，要使肿瘤细胞数量减少到机体免疫功能所能控制的水平，反复几个疗程是必需的，这就容易使肿瘤细胞产生抗药性。国外研究报告认为化疗药物引起肿瘤细胞抗药基因的扩增是产生抗药性的主要原因。肿瘤细胞对一种药物产生抗药性后，不仅对同类型药物抗药，而且对许多非同类型药物也会交叉抗药，这些药物多半是植物类及抗生素类天然来源的抗肿瘤药物。

肿瘤细胞抗药性的产生有下列几种原因。

（1）细胞动力学因素

肿瘤细胞动力学是制定化疗方案的一个重要依据，大多数肿瘤在早期的增殖细胞比率高，对那些主要作用于增殖期细胞而对静止期细胞不敏感的药物来说，早期应用疗效较好。这类药物常常对增殖期细胞比率较低的肿瘤或增殖细胞比率高但化疗开始于晚期的肿瘤表现出相对不敏感或无反应性。

（2）药动学因素

这方面因素主要有抗肿瘤活性物分解过程的增加或加快使药物作用时间缩短；某些药物不能穿透血脑屏障或血睾屏障，使得受到这种屏障庇护的肿瘤细胞逃避了受药物杀伤；瘤组织血供的变化使进人体内的药物分布到肿瘤区域的量减少等。

（3）用药方式的因素

恶性肿瘤早期的化疗用药方式是小剂量持续给药，这种化疗方式完全缓解率低，极易产生抗药性，近年已被间歇大剂量给药或联合化疗代替，周期性化疗更是避免抗药性产生的可行性方法。制定联合化疗的原则之一就是选择相互之间无交叉抗药性、作用于细胞周期不同时相的药物。但具体到每一种药物时，情况会千差万别，阿糖胞苷所表现出的方案依赖性就是例证。阿糖胞苷特异地作用于细胞 S 期抑制 DNA 合成，经动物实验证明，间断给药较连续给药更易产生抗药性，这种情况宜采用连续输注的给药方式。

（4）生物化学方面的因素

肿瘤细胞对化疗药物的通透性下降，会造成瘤细胞摄取药物减少；瘤细胞 DNA 修复能力的改变；瘤细胞酶谱发生改变。这些因素常常是烷化剂、抗生素、植物类抗肿瘤药物抗药性产生的原因。

目前关于抗药性产生的机制的认识尚未统一，有两种不同的观点。1979 年 Goldie 等提出了肿瘤细胞抗药性产生的基因变异学说，认为肿瘤细胞随其增殖次数的增加，以其本身固有的频率产生基因变异，导致其对抗肿瘤药物产生抗药性；1986 年国外学者发现了多药抗药性基因，其产物为 P170 糖蛋白，位于细胞膜中，起跨膜转运功能。P170 糖蛋白有 2 个基团，亲水基团朝向细胞浆中，疏水基团插入细胞膜中，跨膜区域形成通道。当 P170 糖蛋白与 ATP 结合，通过 ATP 释放的能量，位于胞质内的亲水基团会被激活而具有转运蛋白的功能，并将细胞内的抗肿瘤药物通过跨膜通道转运至细胞外，这个主动转运过程为钙依赖性。某些钙拮抗药如维拉帕米能与抗肿瘤药物竞争结合部位，延缓或消除抗药性的发展。

（二）抗肿瘤药物的毒性反应

抗肿瘤药物在杀伤肿瘤细胞的同时，也会对机体的重要器官如心、肝、肾、肺、骨髓等产生一定的毒性作用。

1. 特异性器官系统毒性反应

（1）造血系统

对骨髓的抑制是大多数抗肿瘤药物共有的毒性反应，是化疗中途停止最常见的原因。骨髓抑制的程度、发生的早晚和持续时间的长短，一方面取决于药物的种类，另一方面取决于骨髓造血细胞生命半衰期的长短。氮芥、环磷酰胺在大剂量冲击治疗停药后 3—4 d 发生白细胞下降现象，持续数天开始恢复，并表现为近期毒性反应；长春花碱、甲氨蝶呤、阿糖胞苷表现为中期毒性反应；白细胞下降开始于用药后 10—14 d，第 20 天左右开始恢复，在用药后第 3 周才出现白细胞下降，4—6 周后开始回升，这称为延期毒性反应，这类药物有 6-巯嘌呤、白消安、卡氮芥、丝裂霉素等。由于白细胞寿命短，在骨髓造血细胞中以白细胞减少现象最容易发生、程度最严重。红细胞寿命长，间歇化疗使骨髓有一定的休息恢复期，因此从外周红细胞计数很难反映出红细胞的减少。预防骨髓抑制的措施，除严格掌握禁忌证、加强支持治疗外，还必须避免会引起近期、中期、延期毒性的药物联合应用。在化疗期间要定期检查白细胞和血小板，白细胞低于 3×10^9/L，血小板低于 50×10^9/L 应视为停药指征。一旦骨髓抑制出现，临床上虽可以运用输血、给予肾上腺皮质激素、抗生素及中药等治疗的方法，但效果并不十分理想。1958 年自体骨髓首次应用于临床，到目前已在辅助治疗骨髓抑制中得到广泛的研究和应用，一般认为移植后白细胞在 2—3 周恢复为有效，这说明骨髓能得以重建。重组人集落刺激因子的日益推广和应用，使许多因化疗而发生骨髓抑制的病人渡过了粒细胞减少甚至粒细胞缺乏的难关。

（2）消化系统

大多数化疗药物都可以引起程度不同的胃肠道反应，具体表现为恶心、呕吐、腹痛、腹泻等。烷化剂引起的消化道反应出现较快。药物引起的呕吐也可分为早发性呕吐和迟发性呕吐，迟发性呕吐较严重，难以处理。胃肠道反应产生的原因，除药物对胃肠黏膜的直接刺激以外，还有对自主神经系统的作用和对延髓化学感受器的刺激等。治疗胃肠道反应常用的抗呕吐药物有酚噻嗪类和抗多巴胺类药物，这些药物主要是通过阻断中枢的多巴胺受体来抑制化疗药物引起的呕吐。近几年临床应用的高选择性 5-羟色胺 β 受体拮抗药枢复宁和康泉有显著的止吐作用。

（3）神经系统

生物碱类药物对周围神经有明显毒性作用，可以引起肢体远端对称性的感觉障碍、腱反射减弱以及肠麻痹等。电生理研究表明，神经传导速度下降，激发电位振幅降低，运动潜伏期延长。甲氨蝶呤、阿糖胞苷大剂量鞘内注射可产生脑组织损伤，表现为脑膜刺激症状。

（4）肝胆系统

对肝胆系统的损害主要是药物引起的急性而短暂的肝胆损害，表现为中毒性肝炎和胆汁淤积。甲氨蝶呤引起的肝细胞损害与药物剂量无关，6-巯嘌呤引起的黄疸与剂量有关。甲氨蝶呤长期应用还可以导致肝纤维化、肝脂肪变性等。抗肿瘤药物引起的慢性肝损伤常伴有嗜酸性粒细胞浸润，这是药物性肝损害的特异性表现。

（5）泌尿系统

在化疗药物中顺氯氨铂是最容易引起肾损害的药物，其主要引起局灶性肾小管坏死；链脲菌素可引起小管间质性肾炎、肾小球萎缩和间质纤维化；环磷酰胺可引起尿频、尿急、血尿等出血性膀胱炎的症状。大剂量药物治疗后肿瘤细胞短期内崩解，核酸分解代谢增强，大量尿酸在输尿管内形成结晶，最终可因影响排泄而致肾功能损害。用药过程中多补充液体，避免与其他肾毒性药物联合应用，这在一定程度上可以防止肾毒性的发生。

（6）免疫系统

化疗药物对机体免疫抑制的发生及程度不但与药物种类有关，也与免疫刺激前后给药的时机有关。有些药物如丝裂霉素、苯丙氨酸氮芥只作用于免疫反应的早期阶段，在免疫刺激之前给药免疫系统可产生很强的免疫抑制，在免疫刺激之后给药则对免疫系统作用很小。而有些细胞周期特异性药物如长春新碱、氟尿嘧啶、6-巯嘌呤等，对免疫系统的影响与上述情况相反，在免疫刺激之后给药对免疫的抑制作用最强。因此，正确掌握肿瘤、药物、免疫三者之间的关系，提高和加强患者的免疫功能，不但可以提升化疗的效果，还有利于机体恢复有效的抗肿瘤的能力。20世纪80年代后出现的生物反应调节剂用于肿瘤的辅助治疗，主要能调节机体防御功能、改善机体的免疫功能。

2. 化学治疗的远期毒性反应

（1）心脏毒性

以阿霉素最常见，临床上表现为心律失常、充血性心力衰竭。病理表现为心肌、细胞变性萎缩、间质水肿纤维化、心脏扩大。阿霉素对心脏的毒性反应与剂量呈正相关，剂量越大，心脏毒性发生率越高。因此，阿霉素总剂量一般应小于 550 mg/m^2，对原有心脏病的患者，更应减少用量。患者发生心脏损害时，及时应用 ATP、辅酶 Q10、维生素 E 等可能有一定帮助。

（2）生殖系统

相当多的药物特别是烷化剂，容易引起女性月经失调、子宫内膜增生不良及不育，对男性可造成睾丸萎缩、精子减少或活力下降。

（3）致畸作用

甲氨蝶呤、环磷酰胺、白消安等可以引起染色体的退行性变，若在妊娠早期应用可能会导致畸胎。

（4）致癌作用

治疗癌瘤的药物个有致癌作用似乎难以理解，这是因为一些化疗药物本身也是致癌物质，其次化疗药物能引起机体的免疫抑制，使免疫监视功能受挫，因此长期应用这些药物易产生第二原发肿瘤。

3. 其他毒性反应

除上述毒性反应外，化疗药物还有一些不良后果需引起足够的注意。常见的有局部组织坏死、栓塞性静脉炎、感染、出血等。局部损伤和炎症多半是给药方式不当引起，而感染出血则是造血及免疫抑制的结果。这类毒性反应既需要医生妥善地对症处理，又需要护理人员精心地护理。恶性肿瘤化疗的进步和发展，使化疗病人的护理任务显得越来越重要，也越来越受到人们的重视。

第四章

常见肿瘤的治疗

本章概述

随着现代医学的发展，肿瘤治疗的方法和技术取得了很大进步。本章为常见肿瘤的治疗，主要介绍食管癌的治疗、肺癌的治疗、胃癌的治疗、乳腺癌的治疗、白血病的治疗。

第一节 食管癌的治疗

一、定义

食管癌（esophageal cancer）主要是指来自食管黏膜鳞状上皮细胞的恶性肿瘤，它是威胁人类生命的常见主要恶性肿瘤之一，在临床上应和以进行性吞咽困难为主要症状的良性肿瘤和极少见的肉瘤相区别。

二、流行病学

（一）发病率与病死率

近年研究证明，因食管癌病死者较多。在国外，其病死率排位于各种恶性肿瘤的第七位；在国内，近期统计资料说明因食管癌病死者占全身各种恶性肿瘤病死者的第四位。上述资料可间接说明无论在国内或国外，本病发病率都相当高。近年研究进一步证实食管癌发生有地区和种族差异，这种差异可发生在同一国家的不同地区。近两年来，美国学者研究认为该国发病率较低，约为 5/10 万人，占全身恶性肿瘤的 1.5%，占胃肠道恶性肿瘤的 7%，但美国的东北部地区（主要是华盛顿地区）、东南部沿海地区（主要是南卡罗来纳），则为食管癌的高发区。另外，美国黑人中的发病率较白人高出 6 倍且以鳞癌为主，而白人中食管腺癌发病率有快速增加趋势。我国是食管癌高发国家，年病死率超过 100/10 万人以上者有 19 个县市，最高者年病死率可达 303.37/10 万人；近两年统计资料指出，我国食管癌发病率高出美国 2 倍以上。

（二）食管癌发病与年龄、性别关系

以往资料指出，我国最年幼的食管癌患者为 14 岁，多数患者在 40 岁以后发病，且随年龄增加其发病率随之上升；50 岁以上发病者占 81.05%，其中 50—69 岁为高发年龄组，其发病率占 66.14%。但近 2 年统计结果说明我国食管癌的最多发病年龄为 60—64 岁，这似乎说明我国食管癌发病年龄有后移趋势。在美国，食管癌发病后确诊年龄为 66 岁，说明该国食管癌发病年龄有后移趋势。出现这种情况原因不明，作者推测可能与注意预防（如减少、避免进食致癌物质）及整个社会老龄化有关，应做进一步研究证明。关于本病的发生与性别的关系，以往多数资料都认为男性发病稍多于女性，二者之比为（1.38—1.60）：1；近两年美国资料证明，男性发病者明显多于女性，二者之比为（2—4）

：1，但在高发区，男女发病无显著差异。

三、病因

（一）饮食刺激与食管损伤、食管疾病

一般认为，食管粗糙，以及进食过烫、咀嚼槟榔或烟丝等习惯，会造成对食管黏膜的慢性理化刺激、可致局限性或弥漫性上皮增生，并形成食管癌的癌前期病变。食管癌损伤和某些慢性食管疾病如腐蚀性食管灼伤和狭窄、胃食管反流病、食管贲门失弛缓症或食管憩室等有关，由于食管内容物滞留而致长期的慢性炎症、溃疡或慢性刺激，会引起食管上皮增生，进而导致癌变。

（二）亚硝盐类物质的作用

1972年，首次有报告显示我国用亚硝胺诱发大鼠食管癌获得成功，并立了动物食管癌模型，为食管癌的亚硝胺病因及其预防提供了理论根据。这证明某种亚硝胺能激活人食管癌基因，并诱发人类食管上皮癌。

亚硝胺是被公认的化学致癌物，其前体包括硝酸盐、亚硝酸盐、二级或三级铵等，且普遍存在于高发区的粮食和饮水中，其含量与当地食管癌和食管上皮重度增生的患病率呈正相关。在胃内酸性条件下，特别是在维生素 C 摄入不足时，胺类和亚硝酸盐

易合成亚硝酸。国内已成功用甲苄亚硝胺、肌胺酸乙酯亚硝胺、甲戊亚硝胺和二乙基亚硝胺素诱发大鼠的食管癌，并证实亚硝胺能诱发人食管鳞状上皮癌。

（三）免疫功能缺陷及细胞基因变异的作用

随着免疫学及分子生物化学技术的迅速发展，已有一些资料初步证明：免疫功能缺陷、细胞基因变异与食管癌的发生有一定关系。曾小澜等对 58 例有食管癌家族史患者及其 23 名一级亲属以及 20 例无食管癌家族史的食管癌患者同时测定了其皮肤迟发超敏反应与淋巴细胞转化功能，发现有阳性家族史者明显低于无阳性家族史患者，且有阳性家族史的一级亲属中迟发超敏反应，淋巴细胞转化率、IL-2 诱导反应、NK 细胞活性明显降低，约 2/3 有阳性家族史之食管癌患者及其一级亲属呈现免疫功能缺陷，因而他认为免疫功能缺陷可能与食管癌发生有关。近年研究还发现在食管癌病人中癌基因（oncogen）和抗癌基因（anti-oncogen）中的 Rb、p53、APC、DDC 以及所谓癌前基因（pre-oncogen）如 Prao-lEGFR、C-erb-z、TGF-alpha 等在食管癌中均有变异，说明基因遗传与食管癌的发生可能有关。另外沈靖等从流行病学角度对我国淮安地区 407 个家庭系食管癌的遗传度、分离比估算及比较，发现食管癌可能是多基因遗传，这和以往临床上见到食管癌患者有家庭集聚的现象一致，这说明细胞基因变异和食管癌发生有关，但需进一步研究。

四、病理分类

食管癌可发生在食管任何部位，以中段食管癌最多，占
52%—65%；下段次之，占 25%—30%；上段最少，约 10%。

（一）早期食管癌

早期食管癌指未侵及肌层且无淋巴结转移的食管癌。

（1）隐匿

在新鲜标本上，病变部位略显粗糙，黏膜色泽较正常深，无
隆起和凹陷。标本固定后，病灶变得不明显，仅见食管黏膜皱襞
失常，表面轻微下陷。

（2）糜烂型

病变黏膜轻度糜烂或浅溃疡样，边缘不规则，呈地图状，与
周围黏膜分界清楚。

（3）斑块型

病变黏膜局限性隆起，呈灰白色斑块，边界清楚，部分斑块
表面可见有轻度糜烂。食管黏膜皱襞增粗，并有皱襞中断及走行
失常的状况。斑块大小不一，少数可累及食管全周。

（4）乳头型

肿瘤呈结节状、乳头状或息肉状隆起，其基底有一窄蒂或宽

蒂，肿瘤直径 1—3 cm，与周围正常黏膜分界清楚，表面有炎性渗出及糜烂或溃疡形成。

（二）进展期食管癌

进展期食管癌又称中晚期食管癌。

（1）髓质型。癌侵及食管壁。局部弥漫性增厚，病变呈节段性，大小不一；可侵及食管全周，中心部常有溃疡，溃疡周边明显隆起，病变区与正常食管交界常较瘤体切面灰白，均匀致密；镜下见癌组织呈片块状分化不一，为轻度或中等量结缔组织所分隔，间质炎症细胞较少。

（2）蕈伞型肿瘤呈蘑菇状或卵圆形突入食管腔，表面有糜烂及溃疡形成；其切面呈灰白色，可见肿瘤已浸润食管壁深层。此型组织学上分化常较好，常有中度炎症反应及间质增生。

（3）溃疡型癌组织已浸润食管深肌层，有深溃疡形成；溃疡周边呈环堤状隆起，其病变较局限，表面有炎性渗出，溃疡基部甚至穿透食管壁引起穿孔。镜下瘤体内有较多的慢性炎症细胞浸润及轻度结缔组织增生。

（4）缩窄型病变浸润食管全周，呈环形狭窄或漏斗状梗阻，狭窄上段食管腔明显扩张；其切面显示癌组织有明显致密纤维结缔组织增生，肿瘤多浸润食管肌层，有时穿透食管全层；镜下瘤组织呈条索状，为大量纤维组织所包绕。

五、临床表现

（一）早期食管癌的症状

早期食管癌即食管表浅癌，指癌瘤局限于黏膜层或仅侵犯黏膜下层，尚未侵及肌层，而且无淋巴结转移和远处转移的原位癌和早期浸润癌，属国际抗癌联盟 TNM 分期中的 0—Ⅰ期。患病病人绝大多数都只有程度不同的自觉症状，而且一个病人可以出现一种或几种症状，常是间歇出现，反复发作，并受饮食、情绪等诸多因素影响。这些症状可持续达数月，甚至二三年或更长时间，且患者健康状况一般不受影响。对这些症状进行分析和研究有助于食管癌病例的早期发现和诊断。

（二）中、晚期食管癌的症状

中、晚期食管癌属国际 TNM 分期中的 Ⅰ—Ⅳ期，这是食管癌发展到有明显症状的必要阶段。这时，诊断常不甚困难。

1. 吞咽困难

进行性吞咽困难是中晚期食管癌最常见的典型症状，也是多数病人就诊时的主诉。在整个疾病过程中，持续时间相当长。吞咽困难的出现时间不等于发病时间，仅为食管癌的晚期表现。因为正常食管壁具有很好的弹性与扩张性能，只有等到癌瘤累及食管的全周并使管腔缩窄到一定程度时，患者才出现明显的吞咽困难。开始时一般较轻，且常为间断性出现，只在患者吃硬食物或大口过快吞咽时才较为显著，但此后逐渐变为持续性和进行性，即使进普通饮食也发生困难，必须缓慢下咽和利用汤水送下；以后进软食同样困难，患者常采取细嚼慢咽、增加饮食次数、改变体位等措施，也常发生梗阻；继之，进流质软食下咽也有困难。有些病人在短期内甚至滴水不入，但在部分患者中，有时到了晚期吞咽困难也不十分严重。

2. 呕吐沫状黏液

由于食管癌变引起的病理性分泌物增加、食管狭窄引起的食管不完全或完全梗阻致使分泌物、唾液及食物入胃不畅，堆积食管狭窄上部并刺激食管逆里蠕动而吐出，故呕吐黏液是晚期食管癌的另一常见症状。多在咽下食物梗塞时发生，也可每次进食即吐，严重时无论是否进食，终日频吐不停。呕吐物为蛋清样沫状黏液，稀者夹杂有较多的泡沫，或混有食物残渣、陈旧血迹，少数有脱落肿瘤组织；黏稠者可呈连绵条丝而伸长不断，每日吐出量可达 2000 mL 左右。

3. 疼痛

前胸或后背或咽下时疼痛，是食管癌特别是晚期病人的常见症状之一，发生率占 20% 左右。疼痛的性质为持续性钝痛或隐痛，或灼痛，或刺痛，或伴沉重感。疼痛区域常与病变部位相一致，疼痛的程度常受饮食稀稠与温度的影响。发生疼痛的原因一般多为晚期癌组织外侵，引起食管周围炎、纵隔炎，甚至累及邻近器官、神经及椎旁组织相转移灶压迫胸腔等所致。溃疡型或髓质型伴有溃疡的食管癌病例疼痛更是常见，严重者伴有呕血；若伴有发热者，有时可能是食管穿孔的前兆，应引起警惕。

六、治疗

（一）外科治疗

目前，手术切除仍然是治疗食管癌的主要手段，对于0—Ⅰ期的食管癌来说，手术是标准的治疗手段，可让患者获得满意的生存率。对于大部分Ⅰ期或及若干Ⅰ期者，一旦明确诊断，在患者全身情况许可时，应争取外科治疗，其5年生存率仍能达到20%—30%。中国估计行食管癌手术治疗者已超过10万例。随着手术技术、麻醉、围手术期处理的日趋完善，手术切除率由早年的60%左右提高到了90%以上，并发症和死亡率明显下降，手术死亡率从30%降至5%左右。

1. 外科治疗的原则

外科手术的进路、途径、吻合部位、重建方法应取决于病变情况、患者身体条件以及医生的擅长、经验及习惯等因素，但应遵循下列原则：

（1）在病变比较局限的情况下，应力求彻底切除肿瘤以达到根治性切除。这就要求在保证患者安全的前提下，有足够的食管切除长度和充分的淋巴结和食管旁结缔组织的清扫。一般胸中、下段食管癌应行主动脉弓上、胸顶部或必要的颈部吻合术，胸上段食管癌应行颈部吻合术。食管上下缘切除长度一般应距离病变边缘 5 cm 以上。

（2）在病变已有广泛转移或有明显外侵（T4）并经探查判断不可能行根治性切除的情况下，则仍应争取姑息性切除以达到改善患者生活质量和延长患者生命的目的，术后再进行可能的放射或药物治疗。行姑息性切除时应避免因切开或切碎肿瘤组织而加速医源性肿瘤的扩散转移，并应力求减少肿瘤残留体内。可能时应放置金属标记，以便为术后放射治疗提供定位参考。

（3）在肿瘤已明显侵入周围器官且形成冻结状态并确定不能切除时，则应根据患者吞咽困难的程度、周身和术时情况等考虑是否进行减状手术（如食管胃分流吻合术、胃空肠造瘘、腔内置管术等或中止手术）。

2. 早期食管癌的外科切除

手术切除是早期食管癌治疗的标准治疗方式，特别是对于黏膜下浸润癌，因为它有淋巴结转移的可能，应进行食管癌根治性切除术。国内报道手术治疗早期食管癌远期效果良好。

3. 内镜技术在早期食管癌治疗中的应用

早期食管癌的内镜下治疗技术大致可分为两大类，其一为癌组织切割技术，主要指内镜食管黏膜切除术（endoscopic esophageal mucosal resection，EEMR），具有诊断和治疗的双重作用，能从回收的切除标本检查癌灶浸润深度和判断切除是否完全，是内镜治疗的首选方法；其二为癌组织破坏技术，包括氩离子束凝固术、光动力学治疗、内镜激光治疗、局部药物注射等，不能回收病灶，判断切除的彻底性有赖于术前的正确诊断和术后的长期随访。针对应用内镜技术治疗早期食管癌的研究越来越多，取得了良好的治疗效果。

氩离子束凝固术（argon plasma coagulation，APC），俗称氩气刀，是一种非接触性电凝固技术。APC 成功应用于外科开放手术后，德国 Grund 等于 1991 年首次通过特殊设计的内镜 APC 探头将该技术应用于可屈式内镜。国外主要应用于 Barrett 食管黏膜的重度不典型增生及食管腺癌的原位癌。

光动力学疗法（PDT）是一种光激发的化学疗法。肿瘤组织选择性摄取光敏剂，并储于其内，随后在适当波长光线局部照射后，光敏剂被激活，并产生光敏效应，从而杀灭肿瘤细胞。PDT 亦是目前有效而简便的消除 Barrett 上皮的手段，不仅能有效地消除 Barrett 食管高度的不典型增生，而且对早期腺癌也有良好的效果。PDT 对低度不典型增生、高度不典型增生和早期癌的治愈率分别为 92.9%、77.5% 和 44.4%。内镜激光治疗是指经内镜活检钳道插入激光光导纤维，利用激光的凝固、气化、烧灼、切割等作用治疗早期食管癌。虽然其报道疗效良好，但照射深度难以控制准确是食管内镜激光治疗的主要缺点，这限制了其临床使用。

4. 进展期食管癌的手术治疗

手术切除目前是治疗进展期食管癌的主要手段。自 1940 年吴英恺教授进行了首例食管癌切除、食管胃胸内吻合成功以来，我国食管癌外科发展迅速，文献报道食管癌的切除率达 58%—92%，并发症发生率为 6.8%—20.5%，30 日手术死亡率为 2.3%—5%，切除后的 5 年、10 年生存率分别为 8%—30% 和 5.2%—24%。虽然手术切除率稳步提高，30 日手术死亡率逐步下降，但是由于受治者大多为中晚期食管癌患者，术后 5 年生存率始终徘徊在 18%—38%。在淋巴结清扫范围上，日本学者推崇进行三野（颈、胸及腹部）清扫，他们在这方面的研究处于领先水平。

一般三野清扫的手术并发症的发生率较高，尤其是喉返神经麻痹和呼吸道并发症。广泛性淋巴结清扫是否有助于提高远期生存率，目前尚无一致的结论，大部分报告支持食管癌切除并三野淋巴结清扫。一般认为食管癌发生于气管隆突以上部位者为三野清扫的适应证，其对Ⅰ期—ⅡB期的食管癌患者为佳，但如果有很多淋巴结转移的情况下，肿瘤的远处或血行转移机会势必相应增大，三野或二野淋巴结清扫的预后就无明显差别。

（二）放射治疗

目前采用单一外科方法治疗食管癌和贲门癌的效果均不满意，其主要障碍是肿瘤的复发和转移。采用术前和（或）术后放射与外科综合治疗，以期减少肿瘤的转移、复发，从而提升疗效是近年来临床研究的重要课题之一。

术前放射治疗旨在消灭或抑制活跃的肿瘤细胞，使原发肿瘤缩小、外侵减轻、淋巴结转移率降低，从而提高手术切除率，但术前放疗是否提高术后生存率一直存在争议。近年来国内外大宗随机对照研究显示，术前放疗+手术组与单一手术组相比，其5年生存率仅提高3%—4%，无统计学意义，即术前放疗仅能提高切除率，不能延长生存期。

第二节　肺癌的治疗

一、高危人群

肺癌是多基因参与、多时相细胞混杂、多因素影响发病的一类复杂性疾病，其病因及发病机制至今尚未明了，正因为如此，对高危人群的肺癌知识普及显得极为重要。肺癌高发区或有高危因素的人群需定期查体或在有可疑征象时进行排除肿瘤的有关检查，特别是 40 岁以上有长期重度吸烟史（吸烟指数大于 400 支/年，烟龄 10 年以上）、高危职业接触史（如冶金、开矿、接触石棉、水泥粉尘等）及恶性肿瘤家族史等因素者，但近年来肺癌发病年龄日趋年轻化，且非吸烟者发病率明显增加，尤其是女性的肺癌发病率呈逐年上升趋势，据资料显示可能与被动吸烟及环境污染有关，所以定期查体可重点关注高危人群，他们是肺癌筛查重点。在临床工作中，不要把高危人群的概念看得过重，有下列情况者应作为可疑肺癌对象进行相应检查：

（1）刺激性咳嗽持续 1—3 周以上、经仔细查找仍然原因不明、对症治疗无效者。

（2）原有慢性呼吸道疾病、咳嗽性质改变者。

（3）痰中带血丝或者血块、持续存在或短期内反复出现而无明显原因可解释者。

（4）肺炎，特别是段以下肺炎、治疗后反复在同一部位发生者。

（5）影像学怀疑肺脓肿，但无异物吸入史、无中毒症状、无大量脓痰、抗感染治疗效果不佳者。

（6）四肢关节疼痛及杵状指（趾）、排除结缔组织性疾病、慢性缺氧性肺疾病和发绀性先天性心脏病等已知原因者。

（7）影像学（X线、CT、MRI）发现局限性肺气肿或段、叶性肺不张，无明显原因可解释者。

（8）影像学发现肺内孤立性圆形病灶伴有毛刺、分叶或胸膜牵拉征者或单侧性肺门阴影增大者。

（9）原有肺结核病灶已稳定，而形态变饱满、性质在钙化病灶基础上新增软组织密度改变者。

（10）胸腔积液，尤为血性并进行性增加、无结核中毒症状、无明确感染性原因存在者。

（11）有慢性呼吸系统疾病、出现肺癌标志物明显升高或进行性升高者。

二、临床表现

肺癌的临床表现与肿瘤的发生部位、大小、是否压迫或侵犯邻近器官及组织细胞学类型、分化程度、生物学行为等情况有着密切关系。肺癌早期可无明显症状，大多在胸部影像学检查时发现，若病灶尚未侵犯、压迫主气道或侵犯胸膜、胸壁及心血管系统等，即使病灶已较大，患者也可无任何症状，尤其周围型病灶，这使得大部分患者确诊时已到晚期，至少已到局部晚期。

肺癌的无症状就诊包括 4 种情况，一是患者无任何临床症状，仅在查体时发现；二是患者无呼吸道症状，但以肺癌侵及周围组织或转移时出现的症状为首发表现；三是先以副癌综合征来就诊，患者可能会在其他科室辗转就医，若接诊医生经验不足或者患者拒绝排除肺癌检查，往往会延误肺癌诊断时间；四是以肿瘤标志物升高来就诊，尤其是对那些与肺癌密切相关的肿瘤标志物，更应注意鉴别排查。

当肺癌发展到一定程度时，可出现以下症状。

（一）咳嗽

肿瘤在较大的支气管内生长或肺癌压迫较大支气管引起狭窄时，患者可以出现刺激性干咳或伴有少量黏液痰，尤其病灶位于主支气管或隆凸附近更明显，患者干咳剧烈，镇咳药物不易控制。

肿瘤引起支气管管腔狭窄，咳嗽可进行性加重，多为持续性，且呈高调金属音，这是一种特征性的阻塞性咳嗽；肺泡癌也可出现剧烈咳嗽，但往往伴有大量黏液痰。

（二）咯血

肺癌引起的咯血通常为痰中带血点、血丝或断续的少量血块痰，除非有大血管受侵蚀破坏，一般很少出现大量咯血。从肿瘤发生部位上看，中央型者较周围型者容易出现；从组织类型上分析，鳞状细胞癌较其他类型的肺癌多发。由于肿瘤的血管主要分布于肿瘤表面，当肿瘤表面破溃或侵蚀血管或肿瘤组织坏死与肺泡管以上气道相通时，此时血痰中查到癌细胞概率较高，但也有部分患者因剧烈咳嗽造成呼吸道局部血管破裂出血，此时血痰脱落细胞可检查为阴性。

（三）发热

主要是继发感染、肿瘤坏死吸收热和肿瘤细胞本身释放热原造成，极少数是由于肿瘤压迫并阻断血液供应而导致正常肺组织坏死。肿瘤阻塞支气管，导致排痰不畅、远端肺组织继发感染，可出现发热，表现为感染性发热的特点，与气道相通时可伴有脓痰和痰液增多的症状，不通时可出现肺脓肿。值得注意的是，影像学经常提示"阻塞性肺炎"而患者并无发热、咳嗽及咳痰等感染症状，此并非真正的炎症，是分泌物潴留所致；另一方面，肿瘤较大或生长速度较快而与肿瘤血管生长不同步引起组织坏死时，会出现肿瘤坏死物质吸收热，具体表现为低至中度发热，多在午后或夜间出现，可自行消退，伴或不伴有咳嗽、咳痰等症状，这可能由肿瘤细胞坏死释放热原或肿瘤细胞本身代谢产物刺激体温中枢引起；再一方面，肺癌发热也可能是炎性细胞在肿瘤病灶中及周围聚集形成无菌性炎症并释放炎性介质所致，此时用抗生素治疗无效，患者需用非甾体消炎镇痛药物或激素抑制炎性细胞及炎性介质才能退热。

（四）胸闷、哮鸣及气促

多是由肿瘤造成的较大支气管不同程度的堵塞或受压产生相应的肺叶或一侧全肺不张、肿瘤侵犯胸膜引起胸腔积液或严重肺感染造成。

三、治疗

治疗方案主要由肿瘤的组织学分类、临床分期和患者对治疗的耐受性决定。通常 SCLC 被发现时已转移，难以通过外科手术根治，主要依赖化疗或放化疗综合治疗；相反，NSCLC 可为局限性，对化疗反应较 SCLC 差，部分外科手术或放疗可根治，少数化疗失败后可从靶向治疗获益。因此，应重视有机组合手术、化疗和放疗，甚至辅以免疫和中草药的多学科综合治疗，部分 NSCLC 还可考虑靶向治疗。

（一）SCLC

未经治疗的 SCLC 的中位生存期为 6—17 周，经联合化疗治疗的患者中位生存期可达 40—70 周，化疗与放疗等综合治疗能延长其生存期。这些治疗应限于既往未行化疗或放疗后可走动的、没有其他基础疾病，且心、肝、肾能接受不良反应以及骨髓功能良好、吸空气时动脉氧分压＞6.6 kPa（50mmHg）且无 CO_2 潴留的患者。对于在以上某方面有限制的患者，必须调整初次综合治疗方案或化疗方案。

（1）化疗

很多药物对 SCLC 有效。其中有效率达到 30% 以上的单药有环磷酰胺（CTX）、异环磷酰胺（IFO）、阿霉素（ADM）、甲氨蝶呤（MTX）、长春新碱（VCR）、足叶乙甙（VP-16）、卡铂（CBP）、鬼臼噻吩苷（VM-26）等；另一些有效的为顺铂（DDP）、洛莫司汀（CC-NU）、长春地辛（VDS）、长春碱（VLB）等。尽管是同一种药物，对于初治或复治病例可产生明显不同的效果，如 VP-16 和 VM-26 对无治疗史者的有效率可达 54%—56% 以上，但有过治疗史后可降至 22%。单药有效率并不理想，总的有效率为 15%—45%，完全缓解者少于 5%，平均有效期仅 2—4

个月。

目前多主张使用对 SCLC 有较高效率的单药组成联合化疗方案，可明显提高有效率和生存率，再配合放疗或其他综合治疗可进一步提高有效率和无症状存活期。在联合化疗中，所用的药物数量与疗效有关。一般认为 3 种药物联合优于 2 种药联合，4 种药联合又优于 3 种药联合，但尚无证据表明 4 种药物以上联合有更多的优越性。药物的剂量也明显影响疗效，如将 CTX 的单药剂量提高，可达到 55% 的完全缓解率。这说明在设计联合化疗方案时不应只注意追求多种药物，还应注意个别药物的最佳有效剂量。此外，在选用优化联合化疗方案时，应为复发治疗的选药留有余地。已有证据表明，即使对于多病灶复发的病例，选用初治中未曾使用的药物，也可达到 20%—25% 的有效率。

另一需要研究的问题是交替更换化疗药物种类是否克服耐药。尽管 SCLC 对化疗敏感，但可在诊断时或治疗过程中出现耐药，耐药克隆产生的可能性与快速分裂的细胞数成正比。足量的多药联合化疗可杀死整个肿瘤细胞群，但由于多数化疗药物均可抑制骨髓或产生副作用，不可能同时使用所有的有效药物。为此，一些作者探讨交替使用对等的无交叉耐药的联合化疗方案，以得到较高的治愈率。已有结果表明，用 VP-16、VDS 和 IFO3 个周期（周期 1、3、5），DDP、ADM 和 VCR3 个周期（周期2、4、6）和 IFO、MTX 与 CCNU2 个周期（周期7、8），每21天为1个周期的治疗结果与连续用 CTX、ADM 和 VCR8 个周期比较，可明显提升疗效和生存率。也有研究结果表明交替化疗并无明显的优越性，但由于这一疗法可减少某些与药物累积剂量有关的毒性，对有综合症状的患者有益，值得进一步探索。

大多数 SCLC 患者在化疗后 10—12 个月内复发。一般认为，如果初次诱导化疗的疗效较好，而且复发距离末次化疗结束的时间较长，则仍可使用原化疗方案，有时有效率可达 50%。对于多病灶复发的病例，可选用初治中未使用过的药物，有效率可达 20%—25%，中位有效期可达 2—3 个月。未接受过 EP 方案的患者，选用 EP 方案可产生一定疗效，并且医生应对局部复发的病例采取放疗手段，其有效率可达到 30%—40% 的姑息疗效。

常使用的联合方案是足叶乙甙加顺铂或卡铂，3 周 1 次，共 4—6 个周期；其他常用的方案为足叶乙甙、顺铂和异环磷酰胺。初次联合化疗可能会导致中重度的粒细胞减少（例如粒细胞数 $0.5 \times 10^9/L$—$1.5 \times 10^9/L$）和血小板减少症（血小板计数 $< 50 \times 10^9/L$—$100 \times 10^9/L$）。初始 4—6 个周期治疗后，患者应重新分期以决定是否已进入完全临床缓解（所有临床明显的病变和癌旁综合征完全消失）、部分缓解或无反应或进展（见于 10%—20% 的患者）。治疗后进展或无反应的患者应该调换新的化疗药物。

（2）放疗

对明确有颅脑转移者应给予全脑高剂量放疗（40 Gy）。也有报道称对完全缓解的患者可给予预防性颅脑放射（PCI），能显著地降低脑转移率（存活≥2 年，未行 PCI 的患者 60%—80% 发生脑转移），但是生存受益低 5%。也有一些研究表明 PCI 后可发生认知力缺陷，因此是否行 PCI，需将放疗的危险和受益告知患者，慎重决定。对有症状、胸部或其他部位病灶进展且尚未放疗的患者，可给予全剂量（如对胸部肿瘤团块给予 40 Gy）放疗。

放疗的主要并发症是急性放射性肺炎，通常发生在放疗 1—3 个月后。另一些并发症是食管炎、心包炎和骨髓炎，其发生率不高。可试用激素治疗这些并发症，但疗效有限。选择束流调强立体适形放疗和呼吸门控放疗可以减少放疗的并发症。

（3）综合治疗。大多数局限期的 SCLC 可给予足叶乙甙加铂类药物化疗，以及同步放化疗的综合治疗。同步放化疗能降低局部治疗的失败率并延长患者生存期，同步的益处与放化疗的急慢性毒性必须被充分评估以求最大获益，应选择合适的患者（局限期、行动状态评分 0—1 且基础肺功能良好），给予全部剂量的放疗并尽可能降低对肺功能的损伤。

对于广泛期病变，通常不提倡初始胸部放疗。然而，对情况良好的患者（如行动状态评分 0—1、肺功能好以及仅一个部位的扩散者）可在化疗基础上增加放疗；对所有患者，如果化疗不足以缓解局部肿瘤症状，可增加一个疗程的放疗。

尽管 SCLC 常规不推荐手术，偶尔也有患者仅有相当于 NSCLC 纵隔淋巴结阴性的Ⅰ或Ⅱ期病变，符合切除术的要求。

（二）免疫治疗

随着动物肿瘤特异性移植抗原的发现，人们开展了一系列特异性和非特异性肿瘤免疫治疗的研究。部分免疫调节剂，如 BCG、短小棒状杆菌、左旋咪唑、可溶性肿瘤抗原试用于临床后，能取得有限的疗效，胸腺素、TIL 细胞（tumor infiltrating lymphocytes）也可起到一定的辅助治疗作用。笔者的研究结果也表明，用 IL-2 在体外扩增肺癌患者胸水中淋巴细胞再回输入胸腔后，可产生一定临床疗效。部分患者胸腔积液可由血性转为淡黄，其癌细胞数量明显减少，但只有少数

患者的胸腔积液完全消失。与黑色素瘤等免疫原性强的肿瘤比较，肺癌免疫治疗的效果较差。因此，肺癌的免疫治疗还存在很多有待解决的问题。

（三）中药

目前部分中药具有一定的免疫调节作用和抑瘤作用，不良反应不大，但尚缺乏反应率较高、经过多中心临床验证能使肺癌达到部分或完全缓解的中药。

第三节　胃癌的治疗

一、病因

没有任何一种单一因素被证明是人类胃癌的直接病因。胃癌的发生与多种因素有关，如遗传、血型、体质等内在因素和生活习惯、职业、饮食种类与结构等外界因素。具体如下。

（一）N-亚硝基化合物（NOC）

亚硝基化合物是一大类化学致癌物，能在 30 多个动物种属中诱发不同的肿瘤。尽管到目前为止尚未证实亚硝基化合物是人类胃癌的直接致癌启动因子，但许多来自人群和实验的结果支持胃癌的亚硝基化合物病因假说。

（二）饮食因素

绝大多数学者认为，胃癌病因主要与某些致癌物质通过人们的饮食、不良饮食习惯和方式不断侵袭人体有关。食物与胃癌病死率的相对研究揭示出众多饮食危险因素。综合分析与胃癌相关的饮食结构有几个基本特点：高盐、高糖类、低脂肪、低（动物）蛋白质、熏制食品、少食新鲜蔬菜及水果。

（1）高盐饮食

已有比较充足的证据说明胃癌与高盐饮食及盐渍食品摄入量多有关。我国河南省一项调查显示，食盐消费量与胃癌病死率呈显著性正相关。相关系数在男性为 0.63，女性为 0.52。

（2）熏制食物

致癌物可污染食品或在加工过程中形成，熏制食品中有较多的多环芳经化合物。近 30 年来，冰岛居民食用新鲜食品增加，熏制食品减少，胃癌发病率呈下降趋势。日本调查资料显示，有 20% 的家庭经常食用烤鱼，食用量水平与胃癌病死率正相关。蛋白和氨基酸高温下的分解物具有致突变作用，可推测这些地区胃癌高发与上述因素有关。

（3）高糖类伴低蛋白质饮食

高糖类伴低蛋白质饮食是胃癌发生的危险因素，有人认为其作用机理是高糖类饮食可损伤胃黏膜，增加对致癌物的吸收，关键在于其所伴随的低蛋白质饮食使胃黏膜损伤后的修复功能减弱，或者使胃液内分解硝酸盐和亚硝酸盐的酶类物质减少。

（4）不良饮食习惯

饮食习惯不良（三餐不定时、暴饮暴食、进食快、喜烫食等）

为胃癌的危险因素。

（三）幽门螺杆菌（Hp）

H 为带有鞭毛的革兰阴性细菌，在胃黏膜生长，在正常胃黏膜中很少能分离到 Hp，而随胃黏膜病变加重 Hp 感染率增高。在测定胃癌患者患病以前的血清中可发现其 Hp 抗体阳性率明显高于对照组，为胃癌的高危因素。

（四）遗传

胃癌在少数家族中有聚集性。我国山东某县资料显示胃癌患者中父母、兄弟姐妹中患胃癌比例高于对照组，而其他癌则无明显差别。血型与胃癌存在一定关系。1953 年 Arid 发现胃癌患者中 A 型血人的比例高于一般人群，A 型血人的胃癌危险度高于其他血型 20%—30%。

（五）其他

（1）吸烟

大多数研究表明吸烟与胃癌呈正相关。烟草中含有多种致癌物质和促癌物质，如苯并芘、酚类化合物等；其他严重有害物质包括尼古丁、一氧化碳，近年研究还发现烟草烟雾中含有的自由基可通过破坏遗传基因、损伤细胞膜和降低免疫功能并促使组织癌变。

（2）饮酒

研究发现不同类型的酒与胃癌的联系程度不尽相同，一般认为饮烈性酒的危险高于饮啤酒等低度酒。国内研究表明，绿色蔬菜摄入减少、饮酒

和吸烟3个因素是黑龙江省胃癌发病的主要危险因素。

（六）精神心理因素

研究发现爱生闷气者较对照者的比数为9∶38，精神心理因素可能通过心理—生理作用使自律神经失调，降低自身免疫力，进而引发胃癌。

（七）癌前疾病

关于癌前病变的研究，日本的病理学者较早地提出了胃上皮的"异型上皮"（Atypical epithelium，俗称 ATP）是胃癌的癌前病变，而欧美的文献将这种病变称为扁平腺瘤（Flat adenoma）或隆起性腺瘤（Elevated adenoma）。

胃癌癌前疾病（Precancerous conditions）：是一个临床概念，包括慢性萎缩性胃炎（CAG）、慢性胃溃疡、胃息肉、残胃、恶性贫血等，相关人员认为这类疾病患者，较正常人容易发生胃癌。而胃癌癌前病变（Precancerous lesions）是指黏膜及腺上皮的某种病变，这属于病理学概念。而这类病变有可能转变成胃

癌，即可能是发生恶变的基础，如胃黏膜上皮不典型增生及肠化生等。

（1）胃息肉

可分为增生性息肉、炎性息肉及腺瘤性息肉（又称胃腺瘤），前者细胞分化良好，很少出现 IM 和不典型增生，且恶变率很低；后者约占胃息肉的 10%—25%，多数为广基无蒂，常伴有明显 IM 和不同程度的不典型增生，此型息肉癌变率很高，可达 49%—77.1%，其中绒毛状息肉的癌变率最高。

一般认为胃息肉癌变率与以下因素有关：①多发者比单发者高；②体积大者癌变率高，直径大于 2 cm 者癌变率约 50%，直径 1—2 cm 者为 10%，直径小于 1 cm 者为 7.5%；③在腺瘤性息肉中乳头状腺瘤癌变率高于管状乳头状腺瘤，后者又高于管状腺瘤。

（2）胃溃疡

目前多数学者认为慢性溃疡会发生癌变，其机理是溃疡黏膜修复再生的上皮细胞分化不够成熟，这种细胞在致癌剂作用下容易发生癌变。

（3）残胃

残胃作为一种癌前状态，它与胃癌的关系也一直受到重视。残胃癌的定义尚不统一，一般是因良性病变做胃大部切除术后 10 年以上在残胃发生的癌。残胃发生癌变的概率，报道很不一致。

在一组人群中，胃癌的发生率高于、近似于及低于普通人群的，均有报道。活检病理检查发现，在吻合口部位经常见有慢性萎缩性胃炎伴肠上皮化增生以及上皮细胞的不典型增生，这些有可能成为胃癌发生的前期病变。另外，发生于胃空肠吻合术后的癌变与增生性息肉有关，这种息肉向腔内突起并伴有腺体囊性的改变，一般认为残胃癌的发生率较低。

中医学认为胃癌的病因是内、外各种因素综合作用的结果，与外邪入侵、饮食不节、运化失常、七情内伤、脾胃损伤、气结痰凝及机体正气虚弱有密切关系，其机理多为胃中无阳、热结津伤、肝经气郁，其中脾胃虚弱或脾胃虚寒是本病的发病之本。

二、临床表现

（一）腹痛

腹痛是胃癌最常见的症状，也是最无特异性且易被忽视的症状。该症状出现较早，即使是早期胃癌患者，除少数临床上无症状者，大部分也均有上腹痛的症状。初起时，患者仅感上腹部不适，或有膨胀、沉重感，有时心窝部隐隐作痛，常被认为是胃炎、溃疡病等，而予以相应的治疗，症状也可暂时缓解。尤其胃窦部胃癌也常可引起十二指肠的功能改变，而导致节律性疼痛这种类似溃疡病的症状，且易被忽视，直到病情进一步发展，疼痛发作频繁、症状持续，疼痛加重甚至出现黑便或发生呕吐时，才引起患者注意，此时往往已是疾病的中、晚期，治疗效果也就较差。所以必须重视上腹痛这一常见而又不特异的症状，尤其治疗症状缓解后短期内又有发作者更要予以注意，不要一味等待出现所谓"疼痛无节律性""进食不能缓解"等典型症状才考虑胃癌的可能。

（二）食欲减退、消瘦、乏力

这是另一组常见而又不特异的胃癌症状。必须注意此症状有时可作为胃癌的首发症状，而在早期即出现。在早期胃癌的病例中，出现此症状的约40%，且可不伴有胃脘痛的症状；当与胃痛症状同时出现又能排除肝炎时，应予以重视。

（三）恶心、呕吐

早期可能仅有食后饱胀及轻度恶心感，此症状常可因肿瘤引起梗阻或胃功能失常所致。贲门部肿瘤患者开始时可出现进食不顺利感，以后随着病情进展而发生吞咽困难及食物反流。胃窦部癌引起幽门梗阻时可导致患者呕吐有腐败臭味的隔夜饮食。

（四）出血和黑便

此症状也可在早期出现，早期胃癌有此症状者约为20%。小量出血时可仅有大便潜血阳性，当出血量较大时患者可以有呕血及黑便。凡无胃病史的40岁以上中年或老年患者一旦出现黑便时必须警惕有发生胃癌的可能。

（五）其他症状

患者有时可因胃酸缺少胃排空加快而出现腹泻，有的可有便秘及下腹不适，也可有发烧。某些病例甚至可以先出现转移灶的症状，如卵巢肿块、脐部肿块等。由于进食减少及癌肿毒素的吸收，患者还可出现低热、贫血及恶病质等。

三、治疗

（一）治疗原则

0 期及 I 期；根治性手术治疗。II 期和 III 期；根治性手术，辅以术后化疗或化放疗，术前或术中化疗。IV 期：以化疗（全身或腹腔）为主，辅以提高免疫力为主的生物治疗；肝转移时可行介入治疗，必要时做姑息性手术或放疗。

（二）手术治疗

外科手术是胃癌的首要治疗方法。手术的目的是尽可能做到根治性切除

（RO），提高患者治愈率和 5 年生存率。手术原则如下所述。

1. 远端胃癌

多采用胃大部切除术。对于远端胃癌，胃大部切除术与全胃

切除的效果相当，而并发症明显更少。

2. 近端胃癌

可采用近端胃大部切除或全胃切除手术。

3. 手术切缘

近端切缘和远端切缘均应该距离肿瘤大于或等于 5 cm。

4. 淋巴结清扫

至少切除 15 个的淋巴结并进行检查。手术中应尽可能避免切除脾和胰腺。对淋巴结清除的范围在国际上存在很大的争议。目前我国推荐 D2 根治术。如果存在腹膜受累、远处转移或主要血管侵犯或包裹，则不宜手术切除。

内镜下黏膜切除术（EMR）是胃癌微创手术的主要进步，其适应证为肿瘤分化良好或中度分化、肿瘤最长径小于 30 mm、无溃疡以及肿瘤浸润的症状。目前人们还没有随机研究比较 EMR 和其他手术方法对胃肠道肿瘤的治疗效果，但在严格掌握适应证的情况下，它将是很有前途的微创治疗方法。

（三）新辅助治疗

术前新辅助化疗或化放疗的优点是通过肿瘤降期提高 RO 切除率，同时有可能消灭微转移灶；其缺点是早期患者可能会受到过度治疗。Ⅱ期—Ⅳ期患者对治疗的有效率可能并不满意，部分患者反而可能影响手术的成功率或失去手术机会。因此，目前多用于局部晚期胃癌不能手术切除或虽可手术切除但复发风险较高的患者。

英国医学研究委员会主持进行的 MAGIC 试验为术前新辅助化疗的代表性研究。该试验选择表柔比星（表阿霉素，EPI）、顺铂（DDP）和氟尿嘧啶（5-FU）联合的 ECF 方案，具体如下：EPI50 mg/m²，第 1 天；DDP60 mg/m²，第 2 天；5-FU200 mg/m²，第 1 天至第 21 天；每 3 周应用 1 次。

患者被随机分为两组，治疗组 250 名术前、术后各采用 3 个周期 ECF 方案，另一组 253 名单用手术治疗。每组患者中，74% 为胃癌，14% 为低位食管癌，11% 为食管-胃结合部癌。围手术期化疗组患者的 5 年生存率为 36%，单独手术组为 23%，同时化疗组的死亡风险降低了 25%。该研究显示，使用 ECF 方案进行围手术期化疗可以显著延长可手术胃癌和低位食管腺癌患者的无疾病进展生存期和总生存期。因此，ECF 作为围手术期辅助化疗方案已基本得到认可。

关于术前新辅助化放疗的效果，目前仅有几项小样本Ⅱ期临床研究表明，以紫杉醇为基础的新辅助放化疗，初步显示出较高的病理完全缓解率（26%）和病理切缘阴性率（77%）。但研究中人组病例组成复杂（涵盖Ⅰb 期至Ⅲ期），因此，尚无法判断新辅助化放疗的适应人群及其疗效，需要开展大型的、设计严格的随机对照临床研究以提供充分证据。

（四）晚期或转移性胃癌的化疗

胃癌早期诊断困难，故手术切除率低，患者 5 年生存率也低。在我国，临床上一半以上的胃癌为不能手术或术后复发的晚期胃癌。

迄今为止，化学药物治疗仍然是晚期胃癌内科治疗的主要手段。遗憾的是胃癌对化学药物治疗具有天然的抗性，并且即使用一种药物化疗，其耐药性也常常出现在其他化学药物上，即所谓的多药耐药性。也鉴于此，胃癌的化疗方案层出不穷且不断更新，但至今仍没有一个"标准方案"问世。

晚期胃癌虽然难以治愈，但是化疗明显有姑息性治疗效果。目前只有少数几个单药对晚期胃癌有肯定的疗效，这些药物包括氟尿嘧啶、丝裂霉素、依托泊苷和顺铂，总体有效率为 10%—20%。有几种新药及其联合方案显示出对胃癌有治疗活性，这些药物包括紫杉醇、多西紫杉醇、伊立替康、表柔比星、奥沙利铂、替吉奥和 UFT（一种尿嘧啶和替加氟的复合物），一些口服药也有望用于胃癌治疗。

第四节　乳腺癌的治疗

一、基本病因

从年龄组与乳腺癌发病率的关系中可以看出，乳腺癌与性激素的变化有很大关系。乳腺受体内存在多种内分泌激素的作用，如雌激素、孕激素、催乳素等，这样才得以维持乳腺的生长、发育及分泌乳质的功能。更年期妇女的卵巢功能逐渐减退，反射性导致垂体前叶的活动功能进一步促使肾上腺皮质产生雌激素并作用于乳腺。妇女在绝经后至 70 岁左右，其肾上腺皮质又可产生较多雄激素，这些激素的变化都可以引起乳房腺体上皮细胞的过度增生。另外，有人发现妇女如在 40 岁以前，由于宫外孕或其他原因而切除了卵巢，其乳腺癌的发病率就大大下降。若在卵巢未切除且应用雌激素总量超过 500 mg，其乳腺癌发生率是未用雌激素者的 2.5 倍，从而证实雌激素在乳癌发病过程中有着十分重要的作用。在各种雌激素中，有人认为雌酮（E1）具有明显的致癌作用，雌二酮（E2）和雌三酮（E3）则无此作用，老年人雌激素中 E 含量高，而 E2、E3 有所下降，故老年人乳腺癌发病率高于其他年龄组。另外，有人认为孕酮对乳腺癌的发病有抑制作用，而催乳素则在乳腺癌的发病中有促进作用，但这些尚未得到完全证实。

乳腺癌的发病与人的月经初潮年龄及绝经年龄有很大关系，一般认为 12 岁以前初潮者发病危险性是 17 岁以后初潮者的 3 倍；55 岁以后绝经者的危险性是 45 岁以前绝经者的 2 倍；50 岁以后绝经的妇女患乳腺癌的危险是 35 岁以前绝经者的 3 倍；行经 30 年以下的妇女乳腺癌发生的危险性是行经 40 年以上妇女的 1/2。与乳腺癌发病相关的生育因素是妇女初次足月产的年龄。第一胎足月生产在 30 岁以后或 40 岁以上未育者，其乳腺癌的发病危险性是第一胎足月产在 20 岁以前者的 3 倍，而且 35 岁以后初产的妇女乳腺癌发病危险性高于无生产史者。乳腺癌有遗传性，据统计直系亲属家族患乳腺癌妇女，其患乳腺癌的危险是正常人的 3 倍，而且直系亲属家族患双侧乳腺癌和绝经前患乳腺癌的妇女比直系亲属家族患单侧和绝经后患乳腺癌的危险性高。

另外，有学者认为乳腺良性疾病可以增加乳腺癌的危险性，如乳腺小叶增生或纤维瘤患者，发生乳腺癌的机会比正常人高 1 倍；也有人认为乳腺囊性增生病也能增加乳腺癌的发病机会，尤其是含有活跃乳头状瘤病结构者。功能性子宫出血或子宫体癌也可能增加乳腺部的发病机会。

近年来，尤其是国外研究认为，高脂饮食也是乳腺癌高发病率的重要因素。原因可能是脂肪饮食能改变人的内分泌环境，加强或延长雌激素对乳腺上皮细胞的刺激并增加乳腺癌的危险性。另外，高脂饮食可以使二甲基苯蒽诱发小鼠乳腺癌的时间缩短，这说明脂肪在乳腺肿瘤形成过程中确实有促癌作用；体重增加也可能使妇女患乳腺癌的危险性增大，尤其是绝经后显著肥胖或伴有糖尿病者。妇女长期应用促进催乳素分泌的多种抗高血压药物，如甲基多巴、吩噻唑、利血平和三环类镇痛药可能增加患乳腺癌的危险性。有报道，吸烟可影响卵巢的功能并减少雌激素的合成，且有减少乳腺癌发生的可能，但饮酒却相反。

有人认为，有过多的 X 线胸透或胸片检查史者，以及接受放射线治疗、产后乳腺炎者及儿童因胸腺增大而应用放射线后，其患乳腺癌的危险性都会增大，但由于摄片筛查是早期发现乳腺癌的一种方法，可以有效地降低乳腺癌的死亡率，因而利大于弊。但摄片时应尽可能减少乳腺所受的放射剂量。

二、临床表现

女性乳腺癌的发病率随着年龄的增长而上升，其中以绝经后至 70 岁左右的女性发病率最高，其次是 45—50 岁年龄组（更年期），20岁以前少见，月经初潮前罕见。有人报道乳腺癌的死亡率也随年龄的增长而上升，尤其在25岁以后至70岁左右死亡率逐步上升。一般乳腺癌患者早期无自觉症状，只有乳头湿疹样。乳癌初发症状为乳头刺痒、灼痛等。乳头状癌或乳头湿疹样癌部分病人有乳头溢液，多为血性。患者常在无意中发现。查体可发现单发的小肿块，偶见2—3个的形态不规则，有的可呈扁片或局限性腺体增厚，表面可及结节感，边界不清。个别小肿瘤表面光滑，边界清楚，肿块质地较硬；少数肿块质地稍软，也有囊性的，若癌块发生在脂肪组织内可以表面柔软、肿块活动度差，如癌块侵犯胸大肌筋膜，位置较深、活动度更差，晚期肿瘤若累及肋间肌时，可完全固定。当病灶侵犯到乳头或乳晕下区时，乳腺的纤维组织和导管系统可因肿瘤侵犯而缩短，牵拉乳头，使乳头偏向肿瘤一侧，病变若进一步发展可使乳头扁平、回缩、凹陷，甚至完全缩入乳晕下。癌块表皮可以呈"酒窝征"，是库柏氏韧带牵扯皮肤所致。当癌块侵入皮内淋巴管，在肿瘤周围形成病灶，如多数小结节成片分布，可形成"铠甲状癌"；当癌细胞堵塞皮下淋巴管时，则出现橘皮样改变。

　　妇女月经来潮后第10天左右是检查乳腺的最佳时间，因为此时雌激素对乳腺的影响最小，乳腺处于相对静止状态，检查时易发现病变；在哺乳期发现的肿块，若疑为乳腺肿瘤，应在断乳后再进一步检查。检查体位一般取坐位，必要时亦可结合仰卧位检查，疑为乳腺癌时，触诊须轻柔。因为过度挤压可能导致癌细胞进入血流而播散，检查时切忌抓捏，以免将腺体抓起，要用手指平触。

三、治疗

(一) 手术治疗

手术治疗是乳腺癌的主要治疗方法，是病灶局限于局部或区域淋巴结患者的首选手术治疗。随着人们对乳腺癌生物学观点的改变，放射治疗和化疗的改进以及患者要求术后外形及功能的完美，产生了多种缩小手术范围的手术方式，其总趋势是尽量减少手术破坏，在条件允许下让早期乳腺癌患者尽力保留乳房外形。但各种手术方法的选择都必须严格掌握以根治为主、保留功能及外形为辅的原则。

目前乳腺癌手术方式很多，但没有一个统一的手术方式能适合于各种乳腺癌的各种情况，手术方式的选择还是要根据病变部位、病期及各种辅助治疗的条件而定。

（1）乳腺癌根治术的手术原则是：①原发灶及区域淋巴结应做整块切除；②切除全部乳腺及胸大肌、胸小肌；③腋窝淋巴结作整块彻底切除。其手术具体要求是：①细致剥离皮瓣；②皮瓣完全分离后，从胸壁上将胸大、小肌切断，向外翻起；③解剖腋窝，胸长神经予以保留；④胸壁缺损一律予以植皮。上海医科大学肿瘤医院报道此种手术 10 年生存率在Ⅰ期患者为 74.0%，Ⅱ期为 50.6%，Ⅲ期为 25.3%；Haagensen 报道此种手术的 10 年生存率Ⅰ期时为 72.5%，Ⅱ期为 42.3%；局部复发率Ⅰ期为 3.7%，Ⅱ期为 12.0%。故本手术主要适用于浸润性癌、临床Ⅱ期及Ⅲ期患者。其手术并发症有皮下积液、胸部畸形、上肢水肿、皮瓣坏死影响伤口愈合。

（2）改良根治术：目前已成为最常用的手术方式，因其保存了胸肌使术后外形较美观，同时亦便于以后整形。其又分为两种术式：Ⅰ式保留胸大、小肌，即先做全乳切除（胸大肌、外科筋膜一并切除），再行腋窝淋巴结清除，胸前神经应于保留；Ⅱ式保留胸大肌、切除胸小肌，与Ⅰ式不同点是将乳房解离至胸大肌外缘，切断胸大肌第 4、5、6 肋的附着点，并翻向上方以扩大术野，在肩胛骨喙突部切断胸小肌附着点，切除胸小肌。Lesnick 等曾报道Ⅰ、Ⅱ期乳腺癌应用根治术与改良根治术的疗效相似。Maddox 等将 311 例乳腺癌随机分为根治术与改良根治术组，5 年生存率根治术为 84%，改良术为 76%，但 3 年复发率前者为 3%，后者为 10%。此术式适用于：非浸润性癌、Ⅰ期浸润性癌、无腋淋巴结肿的Ⅱ期乳腺癌。

（3）全乳房切除术：手术范围将整个乳腺切除，包括腋尾部及胸大肌筋膜。适用于：非浸润癌、因重要脏器功能不全而适合行根治术者、年老体弱不适合行根治术者和局部病灶已趋晚期并作为综合治疗的一部分者。

（4）乳腺癌扩大根治术：自 Halsted 于 1894 年建立乳腺癌根治术后，一直作为乳腺癌的标准术式，20 世纪 50 年代，有些学者考虑到乳腺内侧或中央部癌肿有不少向胸骨旁淋巴结转移，因而提出了扩大根治术。其手术要点是在根治术的同时清除内乳淋巴结自 1—4 肋间淋巴结，同时需切除第 2、3、4 肋软骨，手术又分为胸膜内法和胸膜外法。作者综合 800 例病例，比较了扩大根治术与根治术的远期疗法，在 I 期病例两种术式基本无区别，但 II 期病例应用扩大根治术较根治术疗效好。上海医科大学肿瘤医院已施行扩大根治术 1700 例，其中 10 年生存率在 I、II 期患者分别为 88.2%、69.3%，III 期患者几乎为 0。

（5）小于全乳切除的术式：肿瘤部分广泛切除合并腋外侧淋巴结切除术，术后加放射治疗。Atkins 等比较了临床 I、II 期病例应用局部广泛切除加术后放疗与根治术的效果，认为临床 I 期病例两组生存率相似，但 II 期病例根治术的生存率较高。Veronesi 对 T1N0 的肿瘤的随机比较根治术（349 例）与 1/4 乳腺切除术＋放疗＋腋淋巴结清除术（352 例）的疗效，两组的 10 年生存率无差别。小于全乳切除术主要用于：早期癌、乳房肥大的患者、医院具备良好的放射治疗条件者、肿瘤切缘有正常的边界、原发肿瘤小于 4 cm 者。

（二）放射治疗

放射治疗早期仅作为术后辅助治疗和晚期乳腺癌不能手术以及复发病例的姑息治疗，随着放射治疗设备和技术的改进以及放射生物学研究的进展，放射治疗效果明显提高。局部广泛切除后给予较高剂量放射，对临床 I、II 期病例治疗，其生存率、局部复发率及转移率与根治术无明显区别；对不能手术的局部晚期病例，放射治疗也能比其他方法治疗获得较好的局部控制效果并提高生存率，故放射治疗已成为乳腺癌局部治疗的手段之一。

（三）内分泌治疗

乳腺癌的内分泌治疗在肿瘤内分泌治疗中是最为成熟和最有成效的。对乳腺癌进行内分泌治疗，其不良反应少，有效病例的缓解期长，生存质量亦较高，故无论是作为乳腺癌术后预防复发转移的辅助治疗还是复发转移后的补救，内分泌治疗都有十分重要的地位。内分治疗的疗效与内分泌功能状态无关，但与肿瘤细胞的分化及激素受体情况有关。

第五节 白血病的治疗

白血病是一种恶性血液病。它的起源是造血干细胞或祖细胞中某一单株细胞的恶变，使骨髓和外周血液中的白细胞数量和质量发生异常并浸润全身组织和器官。由于白血病的本质是恶性细胞大量增生，与其他恶性肿瘤性质相似，所以白血病也俗称为"血癌"。

一、早期症状

（1）起病突然

白血病起病多急骤，病程短暂，尤以儿童和青年为多。

（2）发热

急性白血病的首发症状多为发热，可表现为弛张热、稽留热、间歇热或不规则热，患者体温在 37.5—40℃ 或更高，时有冷感，但不寒战。

（3）出血

出血是白血病的常见症状。出血部位可遍及患者全身，尤以鼻腔、口腔、牙龈、皮下、眼底常见，也可有颅内、内耳及内脏出血。

（4）贫血

早期即可发生贫血，患者表现为面色苍白、头晕、心悸等。

（5）肝脾大

有 50% 的白血病病人会出现肝脾大的症状，以急性淋巴细胞性白血病的肝脾最为显著。

（6）淋巴结

全身广泛的淋巴结肿大，以急性淋巴细胞性白血病患者为多见，但急淋不如慢淋显著。浅表淋巴结在颈、颌下、腋下、腹股沟等处，深部淋巴结在纵隔及内脏附近。肿大的淋巴结一般质地软或中等硬度，其表面光滑无压痛、无粘连。

（7）皮肤及黏膜病变

伴随白血病的皮肤损害表现为结节、肿块、斑丘疹等。黏膜损伤表现为鼻黏膜、呼吸道黏膜和口腔黏膜等处发生肿胀和溃疡等。

（8）神经系统炎症

蛛网膜、脑膜等处可以发生白细胞浸润，表现颇似脑瘤、脑膜炎等，患者会出现颅内压增高、脑膜刺激、肢体瘫痪等症状。

（9）骨骼及关节病变

病变浸润骨骼及关节后，患者常发生骨骼及关节疼痛，表现为胸骨、肱骨以及肩、肘、髋、膝关节等处出现隐痛、酸痛，偶有剧痛。儿童急性淋巴细胞性白血病多出现骨及关节压痛。

（10）其他

白血病细胞可浸润呼吸、消化和泌尿生殖系统以及眼眶、泪腺及眼底等，患者可出现肺部弥散性或结节性改变，同时伴有胸腔积液、消化功能紊乱、蛋白尿、血尿、闭经或月经量过多、眼球突出、视力减退等症状。

二、发病机制

（1）病毒感染

近十余年来的研究提示，白血病很可能是病毒引起的。病毒可引起禽类、小鼠、大鼠、豚鼠、猫、狗、牛、猪、猴的白血病。此外，目前认为 C 型 RNA 肿瘤病毒与人类白血病的病因有关，因为用电子显微镜观察病人的淋巴结活体组织，可以发现 C 型 RNA 肿瘤病毒微粒，这些病毒样微粒也见于白血病病人的血细胞与血浆沉淀物中。

（2）电离辐射

日本广岛、长崎原子弹爆炸后的白血病发病率明显增高。第

1 例白血病发生在爆炸后 2 年，在 5—7 年发病率为最高峰，20 年后仍然较高。离爆炸中心越近，发病率越高。凡此都证实了全身性大剂量电离辐射与白血病的关系。此外，大剂量放射线局部治疗类风湿强直性脊椎炎，其病例白血病发生率在治疗组中比对照组高 10 倍，而其发病机会与照射剂量密切相关，自初次照射致白血病诊断时间平均亦为 6 年。某些国家报道放射科医师患白血病较多。此外尚有妊娠妇女腹部 X 线检查后，其孩子患白血病机会增多的报道。电离辐射引起白血病的发病机制是遗传基因发生突变或激活体内病毒，这尚待进一步证实。

（3）化学因素

某些化学物质如苯和氯霉素等通过对骨髓损害，也可诱发白血病。急性白血病与口服氯霉素可能有关，其他尚有氨基比林、磺胺药、保泰松、乐果等。

（4）遗传因素

文献报道先天性痴呆样愚型者发生白血病较正常儿童高 15—20 倍；其他伴有染色体异常的先天性疾病如 Bloom 综合征、Fanconi 综合征、Klinefelter 综合征等患者中白血病的发病率也均较高。

目前白血病的发病机制迄今尚未完全明了，是物理、化学、生物、遗传等多因素共同作用的结果。研究表明电离辐射及苯会导致慢性粒细胞性白血病发生比较肯定，其次苯及其衍生物致白血病的作用亦为人们所知，苯中毒引起的白血病类型约 35% 为慢性粒细胞性白血病。电离辐射及苯所致慢性粒细胞性白血病，与干细胞的染色体损伤有密切关系，但其机制尚无定论。

三、治疗

确诊患者患急性白血病后，医生应尊重患者的知情权，并兼顾保护性医疗制度，根据疾病的特点、患者的意愿及经济能力，选择并设计最适的完整治疗方案。适宜造血干细胞移植（HSCT）者要做 HLA 配型。

（一）一般治疗

（1）紧急处理高白细胞血症

当循环血液中白细胞数 $>2\times10^{11}$ 个/L 时，患者可产生白细胞淤滞症，表现为呼吸困难，甚至呼吸窘迫、低氧血症、反应迟钝、言语不清、颅内出血等。高白细胞血症不但会增加患者的早期病死率，而且可增加髓外白血病的发生率和复发率。因此，当患者外周血白细胞 $>1\times10^{11}$ 个/L 时，就必须紧急使用血细胞分离机，单采去除过高的白细胞，同时给予化疗和水化，并预防患者的高尿酸血症、酸中毒、电解质紊乱、凝血异常等并发症。化疗药物可按诊断分类选用相应的方案，也可采用所谓化疗前短期预处理：ALL 用地塞米松 10 mg/m^3，静脉注射；AML 用羟基脲 1.5—2.5 g/6h（总量 6—10 g/d），约 36 h。然后实施联合化疗方案。如无禁忌，患者宜预置深静脉导管以保证治疗能顺利进行。

（2）防治感染

白血病患者常伴有粒细胞减少的症状，特别在化疗后粒细胞缺乏将持续相当长时间。在此期间，患者宜住层流病房和消毒隔离病房。G-CSF 或 GM-CSF 可缩短粒细胞缺乏时间，用于 ALL；对于老年，强化疗或伴感染的 AML 也可使用。如患者有发热，应做相应的培养并立即进行经验性抗生素治疗。

（3）成分输血支持

重度贫血可予吸氧、输同血型浓缩红细胞维持 Hb＞80 g/L，但白细胞淤滞时应于去除过多白细胞后输浓缩红细胞，以防进一步增加血黏度。出血而血小板过低者，需输注血小板悬液直至止血。为预防严重出血（如脑出血），当合并发热感染时即使患者无出血症状，也应维持血小板＞$2×10^{10}$ 个/L。输血时采用白细胞滤器可防止异常免疫反应所致无效输注和发热反应。为预防输血后移植物抗宿主（GVHD），须在输注前将含细胞成分的血液照射 25—30 Gy，以灭活其中的淋巴细胞。

（4）防治尿酸性肾病

化疗期间白血病细胞大量破坏，血尿酸和尿酸浓度增高，可堵塞肾小管导致急性肾衰竭。因此应鼓励患者多饮水，最好 24 h 维持静脉补液，使患者每小时尿量＞150 mL/m²（稀释尿酸，促进排泄），并保持尿液碱性（增加尿酸溶解）；同时给予别嘌醇，每次 100 mg，每日 3 次或立加利仙，每次 50 mg，每天 1 次（抑制尿酸合成）。当患者出现少尿或无尿症状时，应按急性肾衰竭处理。

（5）维持营养

急性白血病是严重消耗性疾病，特别是化疗、放疗的不良反应可引起患者消化道黏膜炎及功能紊乱。因此应注意为患者补充营养，维持水，电解质、酸碱平衡，给患者高蛋白、高热量、易消化食物，必要时经静脉补充营养及多种维生素。

（二）抗白血病治疗

（1）治疗策略

需强调个体化治疗。诱导缓解治疗的目标是使患者迅速获得完全缓解（complete remission，CR），化疗是此阶段抗白血病治疗的基础和主要方法。所谓 CR，即白血病的症状、体征完全消失，外周血中性粒白细胞≥$1.5×10^9$ 个/L，血小板≥$1×10^{11}$个/L，白细胞分类中无白血病细胞，骨髓中原始粒细胞+ 早幼粒细胞（原单+ 幼单核细胞或原淋+ 幼淋巴细胞）≤5%，M0 型无 Auer 小体，红系及巨核细胞系正常，无髓外白血病，这就是血液学 CR（CHR）。理想的 CR 应包括细胞遗传学 CR（CCR），最理想是分子生物学完全缓解（MCR）。

缓解后治疗：目的是争取患者长期无病生存（DFS）和痊愈。初治时 AL 体内白血病细胞有 10^{10}—10^{12} 个，经诱导缓解阶段治疗达到 CR 时，其体内尚有 10^8—10^9 个白血病细胞，并且髓外某些化学药物难以达到的部位（如中枢神经系统和睾丸）仍可有白血病细胞浸润，进而成为白血病复发的根源。所以必须进行缓解后治疗，其主要方法为化疗和 HSCT。

（2）ALL 的治疗

对于初治 ALL，应首先根据 MICM 检查的结果判断预后，对预后较差的年轻患者选择较为强烈的联合化疗进行诱导缓解；对于 Ph+，BCR/ABL 融合基因阳性的 ALL 可在传统方案中加入格列卫（Glivec）或氟达拉宾（Fludarabine），取得 CR 后早期进行异基因 HSCT；对于预后较佳的患者或高龄患者，则宜相应减少联合化疗的药物剂量，以降低化疗所致的相关毒性和病死率。过去认为预后不良的 L3 型 B-ALL 和 T-ALL，经有效的强烈化疗后，其预后已大为改观，约 50% 的成人患者可长期存活。

（3）AMI 的治疗

近二十年来，由于强烈化疗、HSCT 和积极的支持治疗，60 岁以下 AML 患者的预后大大改善，30%—50% 的患者可望治愈。具有良好预后染色体改变的 Ms，由于全反式维甲酸（ATRA）、砷剂和化疗的联合应用，其治愈率可达 70%。但白血病细胞耐药、疾病复发、治疗相关毒性死亡等，仍是亟待解决的问题。以非清髓性干细胞移植（NST）、供体淋巴细胞输注（DLI）、抗 CD33 及抗 CD45 单抗为主要治疗手段的免疫治疗，也显示出一定的疗效和优越性。

（4）老年 AL 的治疗

大于 60 岁的 AL 中，有 MDS 转化而来，继发于某些理化因素、耐药、重要器官功能不全、不良核型者较多见，更应强调个体化治疗。多数患者化疗需减量用药，以降低治疗相关死亡率；少数体质好又有较好支持条件的老年患者中，可采用相合同胞供体者可行 NST。

（5）靶向治疗

①针对发病机制的分子靶向治疗：最成功的是用全反式维甲酸（ATRA）亚砷酸（ATO）治疗急性早幼粒细胞白血病（APL），目前研究最多的是酪氨酸激酶抑制剂。甲磺酸伊马替尼（Imatinib，STI571，格列卫）作为酪氨酸激酶抑制剂，针对 bcr/abl 融合基因的产物 P210 融合蛋白在慢性粒细胞白血病治疗中已取得成功，对 Ph1＋的急性淋巴细胞白血病患者也有效果，它还有另一重要靶点就是Ⅲ型受体酪氨酸激酶（RTK）家族成员 C-kit（CD117）。近年有研究发现，C-kit 基因突变或持续表达在白血病

的发生发展中起了重要作用，Kindler 首次报道了 1 例 C-kit 阳性的难治性 AML 患者应用 Imatinib 治疗并获得完全血液学缓解；另一较成熟的酪氨酸激酶抑制剂是 fins 样酪氨酸激酶-3（fms—liketyrosinekinase-3，FLT3）抑制剂，FLT3 也是一个Ⅲ型 RTK 家族成员，目前进入临床Ⅱ、Ⅲ期试验阶段的 FLT 的抑制剂主要有 CEP-701、SU11248、PKC412、SU5416 等，并发现在存在 FLT 突变的 AMIL 患者中有一定疗效。法尼基转移酶抑制剂（FTI）也是近年来研究较多的靶向治疗药，FTI 以法尼基转移酶为作用靶点抑制修饰酶作用，从而抑制 ras 突变性肿瘤以及一些 ras 上游某种蛋白过度表达的肿瘤，对正常的细胞无明显毒性。R115777 是第一个非肽类似物的法尼基转移酶抑制剂，具有口服抗肿瘤活性，在Ⅰ期临床实验中治疗复发和难治性 AML 取得约 32% 的有效率；进入临床试验的 FTI 还有 SCH66336、BMS-214662。此外，通过凋亡机制起作用的 Bcl-2 反义寡核苷酸（如 G3139）、组蛋白去乙酰化酶抑制剂（HDACI）在Ⅰ期临床试验和体外试验均证实有抑制白血病细胞生长、并诱导其分化、凋亡的作用，其有望成为白血病治疗的新手段。②针对表面分子的靶向治疗：AML、正常粒系和单核系均高表达 CD33，25% AML 细胞表面也有表达，正常造血干细胞和非造血组织不表达。单抗 HUM/95 是重组人源化未结合抗 CD33 IgG，经静脉注射进入体内后可以迅速与靶细胞结合，并通过抗体依赖的细胞毒作用杀死靶细胞；药物结合型单抗 Mylotarg 为 CD33 单抗与抗癌抗生素—卡奇霉素免疫连接物，2000 年 5 月获 FDA 批准用于治疗 60 岁以上的复发和难治性 AML；抗 CD33 抗体还可以与放射性同位素偶联用于治疗复发和难治性 AML，其联合白消安和环磷酰胺作为 AMI 骨髓移植前预处理方案可获得较好成果。阿仑单抗（Alemtuzumab）是人源化抗 CD52 单抗（产品有 Campath），用于治疗 CD20 阳性的复发或难治性急性白血病也可以取得一定效果。

第五章

肿瘤患者的康复护理

本章概述

本章为肿瘤患者的康复护理，分别介绍肿瘤患者的心理康复护理、肿瘤患者的饮食康复护理、肿瘤患者手术前后的康复护理、肿瘤患者的康复训练，以及肿瘤患者的安宁疗护。

第一节　肿瘤患者的心理康复护理

一、肿瘤病人的心理特点

肿瘤病人的心理状况极大地影响着肿瘤的发展和预后。因此，有必要认识肿瘤病人的心理特征和发展规律，以便及时给出调整和引导，为临床治疗和康复护理提供良好的心理环境。

（一）焦虑

焦虑是癌症患者在预感到将要发生不良后果时出现的一种不良的情绪反应，主要特征是恐惧和担心。焦虑在肿瘤病人中普遍存在，一般出现在病人知道自己患了癌症的早期、病情有恶化和复发时，主要表现为烦躁不安、感觉过敏、出汗、心悸、厌食、恶心和腹部不适等。引起焦虑的原因首先是病人害怕癌症可能夺去自己的生命。虽然随着医学科学技术的发展，癌症已不等于死亡，但就总体上说，癌症仍然是人类死亡的主要原因之一，加上患者对癌症可怕的背景耳闻目睹，产生恐惧感是很自然的。治疗阶段患者往往担心治疗是否有效、治疗的副作用是否很大、担心手术能否将肿瘤切除干净、手术能否给自己带来难以忍受的痛苦、切除肿瘤的同时能否会伤及健康的脏器，甚至造成终身残疾；实施放疗及化疗时，病人经常担心射线和化疗药在杀伤癌细胞的同时会对正常组织和器官造成损害，特别是损伤自己的免疫功能，这反而会使其病情恶化。

另外，化疗引起的恶心、呕吐、食欲减退影响进食、加重病情、担心脱发影响美观的心理等，都会使病人产生焦虑情绪。在治疗期间和出院后，病人病灶已被清除或病情已被控制，开始考虑出院后的人际关系，即自己在同志们心目中的地位以及怎样重新开始生活、工作、学习等问题，加上担心可能会复发的心理，病人也会产生不同程度的焦虑。

应当指出，一定程度的焦虑可以激发患者对疾病的重视，增加其治疗的责任心，但过分长期的焦虑会影响病人的免疫功能，这不利于治疗和康复。因此，给病人做好耐心细致的思想工作、宣传癌症不可怕、解释各种治疗特点、可能出现的副作用及处理方法等，对解除病人的焦虑情绪是很有必要的。

（二）愤怒

愤怒往往发生在癌症刚刚确诊时，是病人面对癌症时的一种无奈的表现。此时病人会在一些细节和枝节问题上对自己的家属、亲朋好友甚至医护人员大发雷霆。引起愤怒的原因主要是，经过多方检查和医生的告知，病人不得不接受自己确实得了"绝症"，病人回想起自己平时工作兢兢业业、为人正直善良，为什么灾难偏偏降临到自己身上，加上想到马上要忍受较长时间的疾病和治疗对自己的折磨，就感到非常愤怒。肿瘤病人的愤怒情绪也是很自然的，一般持续时间较短。因此，家属、医护人员等应充分体谅，并耐心地加以疏导，使其尽快地平静下来并积极配合各种治疗。

（三）抑郁

抑郁即情绪低落。肿瘤病人的抑郁情绪多发生在知道自己患癌并经过一段思想波动以后，仍然认为癌症是非常可怕的，最终可能夺去自己的生命，而自己又无能为力，对治疗缺乏信心、悲观失望，对生活失去兴趣。这种情绪一般持续时间较长，有时和焦虑交替出现。肿瘤病人的抑郁情绪表现为少言寡语、无精打采、少气无力、唉声叹气，这让治疗非常被动，并且肿瘤病人常伴失眠、食欲不振等症状，严重者可因绝望而出现自杀行为。应当指出，抑郁情绪对病人的治疗和护理是非常不利的，医生和家属应时时注意病人的情绪变化，并及时给出正确的引导。

（四）绝望

绝望是部分患者对癌症产生的消极观念引起的。在他们看来，癌症是一种不治之症，治疗癌症的各种方法不仅没有用处，还会造成极大的痛苦并引起严重的毒副作用。因此，这样的病人对治疗不抱任何希望，非常被动，甚至拒绝治疗，更有甚者对生活失去信心萌发自杀念头。绝望的病人几乎都有抑郁情绪。

(五) 孤独

使肿瘤病人产生孤独感的原因主要有两个方面，一方面是病人突然离开家庭、工作岗位和一些亲朋好友，住进医院又一时不能适应环境的变化，在没有完全进入"病人"角色之前，面对医护人员及病友，不知如何应对；另一个原因是肿瘤病人所特有的，即来自家属、医护人员对自己病情消息的封锁。肿瘤病人家属几乎都有一种不想让病人知道自己病情的心愿，唯恐给病人增加精神痛苦。所以家属通常千叮咛万嘱咐，不让包括医生在内的人告诉病人真实情况，以此无形中把病人孤立起来；病人的孤独感可通过抑郁表现出来。

(六) 多疑

多疑是癌症患者较普遍的心理反应，是病人过于关心自己病情的一种反应。在癌症刚刚确诊时，病人不愿承认事实，总是猜疑病情诊断是否准确、检查结果是否弄错；治疗过程中，病人会疑虑是否将病灶清除干净、化疗方案是否最适合自己的病情，对医生、家属和其他人员的言行倍加关注，听到他们低声细语，看到他们有不好的表情，都认为和自己的病情有关，并怀疑自己的病情很重、治疗效果不好等。所以，针对病人多疑的情况，医护人员、家属、探视病人的亲朋好友等一定要注意在病人面前的言行举止，认为不该说的千万别说，该说的话就要毫不保留地大声地说出来，以免病人产生不应有的疑虑，进而影响病人的情绪。

（七）适应障碍

癌症是严重威胁人的生命健康的疾病之一，人人都不愿把自己和癌症联系起来。因此，在癌症的诊断过程中，病人总是拿一些可能不是癌症的证据给医生，期盼医生说自己患的不是癌症，这说明病人不愿进入"病人角色"。在确诊之初，病人往往因身患绝症而产生恐惧、紧张愤恨等不良情绪，此时病人从心目中并没有进入病人角色，不能正视现实，也不能静下心来考虑如何配合医生积极治疗、战胜疾病，这种适应障碍严重者可延误治疗方案的正确及时实施。

在经过临床正规的治疗之后，手术已将病灶清除，必要的预防性的放疗和化疗亦已进行完毕，病人的一般状况也逐渐改善，此时出院是很自然的事。但有些病人由于对医疗照顾的过分依赖，加上害怕以后复发，所以不愿出院，即使出院了也不愿意退出病人角色，并希望得到他人照顾。这种情况在刚出院时是可以理解的，但长期如此，不利于病人重新走向社会。更具体地说，这不利于病人恢复身体、心理、社会的全面健康。在肿瘤病人全面诊疗过程中，上述心理反应表现出一定的规律性。一般来讲，恶性肿瘤的早期不出现特殊的症状和体征，而经常被当作其他疾病进行诊治。例如，肺癌患者可能诊断为结核或一般的炎症、胃癌患者可能按胃炎或胃溃疡治疗、结肠癌诊断为痢疾等。有些癌症是在体检时偶然发现的。因此，在疑诊癌症之前，患者一般不出现大的心理反应，或者只出现非特异的情绪低落或烦躁。

病人出现较为特异的症状、临床有关检查提示癌症，或根据现有的医疗卫生常识以及医务人员的谈话、议论、表情，患者开始怀疑自己可能患了癌症时，病人会顿生恐惧心理，但同时又不相信自己患了癌症，总想讲一些不是癌症的证据给医生听，期望医生说自己患的不是癌症。另一方面患者既想迫切知道确切的诊断，又怕做有确诊意义的检查，这种矛盾心理可使患者错过早期诊断的机会。当通过进一步检查已证明患者确实患了癌症，病人通过医生的告知、家属的透露、偷看病历等知道自己所患疾病的真实情况时，病人会出现复杂的心理变化，时而恐惧癌症会夺去自己的生命，时而愤恨癌症为什么偏偏长在自己身上，时而因自己患上癌症而悲观失望并陷入极度痛苦之中，时而想起自己还有重要的事情要做而树立要活下去的决心。总之，这个时期病人情绪变化多端、波动较大，对有关人员言行举止非常敏感，但一个最基本的心理变化就是知道自己患了癌症以后心情压抑、意志比较薄弱。过了情绪波动期以后，病人逐渐平静下来，面对现实，同意接受治疗，愿意听取家人、朋友、医生的良言相劝。以上所述的肿瘤病人的心理反应和心理过程，只是众多病人的一般表现，由于文化水平、年龄、性别、人格等因素的影响，不同的病人可出现不同的心理变化，比如由于文化水平较低，不知道癌症意味着什么，病人可不出现明显的心理变化；不同年龄的人对人生有不同的看法，对癌症也有不同的心理反应；性格刚强、平时较乐观的人可不出现明显的心理压力，或能在较短的时间内将自己的心理调整过来。因此，医生、家庭、社会应根据病人的不同心理变化区别对待，并正确引导，帮助病人渡过情绪关，鼓励他们树立战胜疾病的信心，为治疗打下良好的基础。

二、肿瘤病人的心理康复护理

心理护理是指在护理过程中，通过行为或相互关系的影响，改变患者的心理状态和行为进而促使患者康复的方法。其目的是解除患者的心理问题，调动其主观能动性，使其树立战胜疾病的信心、适应新的社会角色和生活环境。疾病改变了一个人的心理状态和生活模式，尤其是肿瘤患者。在现有的医疗技术条件下，肿瘤的防治问题未能彻底解决，人们常把肿瘤与病死联系在一起，一旦得知患有肿瘤，便意志消沉、悲观与绝望，进而失去治疗信心。因此，做好肿瘤患者的心理护理非常重要。

（一）针对患者心理特点进行护理

护士要深入病房，关心、同情患者，主动与其及家属交谈，分析其心理特点，并进行护理，对焦虑的患者，应以宣教为主；对情绪低落、抑郁、疼痛的患者，应以疏导为主，鼓励其尽情诉说。护士要耐心倾听患者诉说，适时给予解答、评价，帮助其正确认识疾病及预后，并指出当前存在的有利条件，使其树立治疗信心。对敏感、多疑、回避诊断的患者，护士应遵守保密性医疗原则；对已知诊断结论的患者，护士不宜详告病情，以减轻患者的心理压力。

（二）提供治疗信息，树立生存希望

护士与患者接触的机会最多，对患者的了解比较全面，可以定期组织召开癌症支持性小组会议，如咨询与治疗性小组会议、教育与讨论性小组会议，为患者介绍先进的医疗技术设备和新的治疗药物，向他们推荐一些有积极意义的文章，帮助患者了解癌症治疗的新进展，或者请疗效满意的患者现身说法，使其树立治疗信心、树立生存的希望。

（三）加强社会支持

肿瘤患者由于长期反复住院治疗，以及角色的变化，他们希望受到医护人员的关心、尊重和理解，更希望得到亲属的安慰、亲近和鼓励。所以护士一方面要热情关心患者，体谅其痛苦；另一方面要做好患者家属的思想工作，增强患者与家庭、社会的亲密感，消除患者的孤独寂寞心理，使其以最佳心理状态配合医疗护理工作。

第二节 肿瘤患者的饮食康复护理

肿瘤营养支持的重要性早为临床医学工作者所重视，营养支持的方法近年来也在不断发展和进步。静脉内输入液体的治疗方法已在临床应用了约 100 年，但以往的营养支持难以完全达到临床的要求，其原因是医学工作者对临床供给的能量、蛋白质等营养物质的质与量，以及相互间的比例等了解得不够，不能满足机体维持与修复组织的需要。1967 年，Dudrick 和 Wilmore 从狗的动物实验中证实从静脉输入高热能与蛋白源能可使动物生长发育，并在小儿外科临床应用获得成功。自此以后，营养支持的基础理论、应用技术与营养制剂等方面均有迅速的发展，已被广泛应用于临床各科，并取得了满意的疗效。

近代的临床营养支持包括肠外营养与肠内营养，即从肠外或肠内补充病人需要的营养，包括氨基酸、脂肪乳、葡萄糖、多种维生素和多种微量元素等小分子营养素。临床营养是适应现代治疗学的需要而发展起来的一门学科，适用于经口服普通饮食不能满足营养需要的病人。临床营养通过肠外或肠内营养支持来提供病人维持生命所需要的营养物质，且不仅给病人提供营养物质，而且是治疗和控制疾病的重要方法之一，对于治疗某些疾病是必不可少的。

营养不良和恶病质是肿瘤患者常见的临床表现，40%的肿瘤患者会发生这些症状。营养不良往往导致患者对手术、放化疗的耐受能力下降、免疫力低下，对于肿瘤的各种治疗易发生并发症，甚至导致患者多器官功能障碍。因此，改善肿瘤患者的营养、保持患者良好的营养状态，并避免患者产生恶病质、增强患者免疫力，对保证患者能够耐受和完成手术、化疗和放射治疗等抗肿瘤治疗是十分必要的。

当前，合理的营养支持治疗已成为肿瘤治疗的重要组成部分。当然，根本消除患者的营养不良有赖于有效的抗肿瘤治疗。营养支持治疗和抗肿瘤治疗相结合可达到提升抗肿瘤疗效、改善预后的目的。

一、营养状态的评价

营养状态的评价是营养支持的开始，也是营养支持疗效的判断方法。这需要根据客观的指标与实验室监测来判断病人的营养状况。

（一）身高和体重

身高是较恒定的参数，可用以估算营养需要量；体重也是估算因素，还可以直接评定营养状态。但体重的变化不能准确地反映病人营养状况的变化。

（二）机体脂肪储存

脂肪组织是机体储存能量的主要组织，可测定肱三头肌皮肤褶折厚度并取 3 次测定的平均值，从而进行治疗前后的自身对照。

（三）机体肌肉储存

可根据上臂肌肉周径来判断。

（四）内脏蛋白质的测定

这是主要的营养监测指标之一。半衰期短的蛋白能在营养支持的短时间内发生变化，而半衰期长的蛋白代表着体内较稳定的蛋白质情况。临床上常用的有血清白蛋白、转铁蛋白、前白蛋白、纤维连接蛋白。血清白蛋白是临床上最常用的指标，其半衰期为 21 d，不能迅速显示机体蛋白质变化的情况，故它不是一项能迅速反映机体蛋白质状况的高度特异的指标。转铁蛋白半衰期为 8 d，是显示机体蛋白质变化的一项较敏感的指标，比血清白蛋白能更好、更快地反映机体蛋白质和能量水平的变化。视黄醇结合蛋白和甲状腺素结合前白蛋白的半衰期短、生物特异性高，是更为理想的反映机体蛋白质和能量的指标。纤维连接蛋白 α-2 糖蛋白半衰期为 2 d，可作为短期营养支持的监测指标。

（五）免疫功能测定

机体蛋白质能量不足、营养不良时常伴有机体免疫功能障碍。免疫功能不全是反映机体内脏蛋白质不足的另一指标，可通过总淋巴细胞计数与延迟型皮肤过敏试验来测定。

（六）氮平衡测定

蛋白质是决定机体存活的关键因素，故多数营养评定方法都与蛋白质有关。氮平衡是监测营养支持效果的有效方法，可动态反映蛋白质和能量的平衡状态，方便人们了解机体代谢的情况。

（七）尿 3-甲基组氨酸的测定

肌肉内含有各种甲基化氨基酸，尿 3-甲基组氨酸的测定可作为肌肉分解代谢的指标。3-甲基组氨酸由机体组氨酸甲基化生成，主要存在于肌动蛋白和肌球蛋白中，是肌原纤维蛋白的分解产物，并不再参与蛋白质的合成，而经尿排出体外。因此尿中 3-甲基组氨酸排出量的测定可反映机体蛋白质代谢和能量变化的状态，是营养监测和应激程度的指标。

二、营养不良的原因

肿瘤细胞迅速增殖、不断分裂，癌组织会进行十分浪费的能量代谢。癌组织能量的 50% 来自糖的无氧酵解，它会消耗掉机体大量的葡萄糖、脂肪和氨基酸。

　　肿瘤组织产生的 5-羟色胺等还可导致机体代谢失常和患者厌食。近年来，机体对肿瘤的反应性分泌产生的细胞因子如肿瘤坏死因子、恶病质素、白介素、干扰素和前列腺素等不仅产生介导肿瘤细胞溶解等不利于肿瘤的现象，而且还可抑制多种酶活性引起的一系列糖、脂肪等的代谢失常，也对营养不良、恶液质的产生起到重要作用。

　　此外，损伤性的治疗如手术、化疗和放射治疗等均可引起或加重营养障碍。患者由于肿瘤组织引起的消化道梗阻而无法正常进食，造成长期饥饿、营养物质摄入不足，这亦是引起营养不良的原因。围手术期的肠道准备，也可引起患者营养物质摄入不足。手术创伤后机体处于应激状态，能促进分解代谢的激素，包括儿茶酚胺、糖皮质激素、促生长激素、胰高血糖素等，而胰岛素的分泌减少或正常，致糖元分解和异生增加，使患者出现高血糖。由于创伤时机体出现胰岛素氨基酸，消耗大量的机体结构组织，并出现负氮平衡，而且这种分解代谢难以被外源性营养物质所纠正，这时即使给予充足的营养物质，机体也无法抑制机体组织的分解代谢，不但达不到营养支持的目的，而且还会引起更多的代谢失常。因此相关人员在 1987 年提出了创伤应激时的代谢支持治疗，其目的就是保护和支持器官的功能与结构，促进各种代谢通畅，避免因不当的营养供给而加重机体器官和功能的损害。

三、营养不良的评价

营养不良主要分为三种类型，即蛋白质营养不良、蛋白质—能量营养不良和混合型营养不良。肿瘤病人由于长期摄入量不够，其肿瘤细胞快速增殖消耗机体大量的能量和蛋白质，故肿瘤患者常见为蛋白质和能量不足引起蛋白质—能量营养不良。营养不良主要表现为患者近期体重下降，低于正常标准的 10% 以及伴有相应的内脏蛋白质水平下降、各种营养指标的相应变化。

四、营养支持的方法

营养支持的方法可分为肠外和肠内两大类，选择的依据是：（1）病人是否可以经胃肠道进食；（2）经胃肠道进食提供的能量是否可以满足病人的需要；（3）病人胃肠功能是否失常；（4）病人是否患有其他疾病，如心衰、肾衰等疾病。肠内营养可以经口服，经胃肠造瘘或鼻胃管进食；肠外营养指的是病人所需要的能量与氮源从胃肠外途径提供，常采用腔静脉和周围静脉途径提供给病人营养物质。

五、饮食护理

饮食护理是肿瘤治疗中的重要环节，许多因素如情绪、疼痛、化疗等，常引起患者食欲下降、消化、吸收障碍、耐受力下降，并影响治疗的顺利完成。针对患者的具体情况，给予饮食护理十分必要。

一般饮食有普食、软食、半流质和流质 4 种。护士首先应评估患者存在的营养问题，根据具体情况选择食谱。总的原则以高蛋白、高糖类、富含维生素、低脂肪易消化的清淡饮食为主。蛋白质的供给量约为 150 g/d，其中动物蛋白占 20%—30%。针对普食的患者可增加鲜肉、动物内脏和鱼类的摄入；针对吃半流质或流质的患者可增加牛奶、豆浆、鸡蛋等的摄入，增加餐次以保证蛋白质的供应。为了防止蛋白质代替糖发挥能源作用，必须供给足够的糖类，以保证患者平衡膳食。维生素虽然不构成机体组织，但却是机体许多生理过程不可缺少的营养。富含维生素的食品有：动物肝脏、鸡蛋、牛奶、绿叶蔬菜和新鲜水果。在化疗期间，由于化疗药物对胃肠道黏膜的毒不良反应，患者食欲减退，常有恶心、呕吐等反应，偶有腹泻、便秘等不良反应，因此，其饮食应以少量多餐为主。护士根据饮食情况逐渐增加蛋白质，让色、香、味搭配，适当使用调味品，以增加食欲。化疗后，由于化疗药物对造血系统的抑制作用，机体抵抗力下降，患者可适当食用人参、红枣、桂圆、木耳等，以利提高机体的免疫力。

第三节　肿瘤患者手术前后的康复护理 ●

一、术前的准备工作

（1）心理准备

这是肿瘤患者术前准备的一个不可缺少的重要环节。患者消除不必要的顾虑，敢于面对现实，以良好的心态和积极、健康的情绪配合治疗，会对手术的成功起重要的作用。

（2）做好相应区域的皮肤准备

（3）术前功能锻炼

①深呼吸。指导患者术前掌握深呼吸的方法：先用鼻子慢慢深吸气，使腹部隆起；呼气时腹部收缩，由口慢慢呼出。深呼吸有助于肺泡扩张，促进气体交换，且有助于预防术后肺炎和肺不张。②有效咳嗽术。术后患者因切口疼痛不愿咳嗽排痰或咳嗽排痰无效，容易引起肺部感染。故术前应教会患者有效咳嗽排痰的方法：患者取坐位或半坐卧位，上身微向前倾，如要做的手术为胸腹部手术，咳嗽时需双手放在切口两侧，向切口方向按压，以

减轻切口张力和振动，使疼痛减轻。在排痰之前，先轻轻咳嗽几次，使痰液松动，再深吸气后，用力咳嗽，使痰液顺利排出。③床上排便术。术后患者往往需要在床上大小便，而绝大多数患者不习惯在床上排便，特别是受手术和麻醉的影响，术后容易发生尿潴留和便秘，尤其是老年男性患者，更容易发生尿潴留。因此，患者术前必须在床上进行排便练习。

（4）呼吸道准备

①戒烟。吸烟的患者，术前两周应戒烟，避免呼吸道黏膜受刺激而引起分泌物增多。②咳脓痰、痰液黏稠者，需联系主管医生，进行必要的治疗，使痰液变稀薄、容易咳出。③有支气管哮喘的患者，要向主管医生详细叙述病情史，预防支气管哮喘的发作。

（5）胃肠道的准备

①拟行胃肠道手术的患者于术前 1—3 天开始进流质饮食。②为预防因麻醉或手术过程中的呕吐而引起患者窒息或吸入性肺炎，应于术前 12 小时开始禁食，4 小时开始禁饮。③注意密切观察伴有糖尿病的患者在禁食期间有无低血糖的发生，并及时通知主管医生，必要时静脉补充。④放置胃管。在进行胃肠道的手术时，为预防术后胃潴留引起胃胀和解决术后短时期内的营养问题，要在术日晨起留置胃管和营养管。⑤术前灌肠。拟行直肠、

结肠手术的患者术前须口服肠道抑菌药，以预防术后感染；术前三天开始口服缓泻药，每晚灌肠一次；术前 1 天晚上清洁灌肠，并观察灌肠效果。

（6）做好相应的药物过敏试验，要将有过敏的药物告知患者及其家属、主管医生并做好床边标识，与手术室人员交接清楚。

（7）术前的健康教育

①为患者讲解术前戒烟、皮肤准备及禁食、禁饮的时间、术后开始早期活动的时间、术后深呼吸及有效咳嗽排痰的要领、术后可能留置的氧气管、各种引流管（如导尿管、胃肠减压管等）的使用及注意事项、术后进行功能锻炼的重要性。②保证患者有足够的睡眠，必要时告知医生口服催眠药。③手术当天进手术室之前，应让患者排空膀胱、去除发卡、活动的义齿，女性患者不要化妆，有月经来潮要告知医生或护士。

二、术后康复护理

（1）正确的搬运术后患者。患者术毕搬移到床上时，负责搬移患者的人员动作要协调一致，预防体位性低血压和其他意外。

（2）按不同的麻醉方式进行相应的护理。①体位全麻未清醒的患者，应去枕平卧，头偏向一侧，使口腔内分泌物或呕吐物易于流出，避免误吸；腰麻患者应去枕平卧 6—8 小时以预防头疼。

②颈部、胸部手术后患者可采取高半卧位（床头抬高 30—50 度）；腹部手术后患者可采取低半卧位（床头抬高 15—30 度）。半卧位有利于患者血液循环和呼吸、增加肺通气量、使腹肌松弛、减轻腹壁切口的张力，还可以使炎性渗出物流至盆腔，避免形成膈下脓肿。③脊柱或臀部手术的患者术后取俯卧位或仰卧位，四肢手术的患者抬高患肢。④伴有休克的患者，采取休克卧位（头和躯干部抬高 20—30 度，下肢抬高 15—20 度的仰卧中凹位）。

（3）严密观察患者生命体征的变化，发现异常及时报告医生处理。手术当天，对全麻、大手术、老年或合并心血管疾病等的患者每 15—30 分钟监测 1 次，病情稳定后改为 1—2 小时监测 1 次，最好送入监护室并做好记录。

（4）观察切口情况，密切观察切口敷料有无渗出，敷料贴合是否紧密。发现异常及时报告医生。

（5）计 24 小时出入量，发现异常及时报告医生。

（6）密切观察引流管和其他各种留置管的情况，观察各种引流管引流液的颜色、量、速度、性质，并做好记录。

（7）保持呼吸道的通畅，预防舌后坠。一般的全麻患者术后口腔内常留置口咽通气管以避免舌后坠，同时可以及时抽吸清除分泌物。有舌后坠的患者应通知医生及时将患者下颌向上前托起，或用舌钳将舌体拉出。

（8）保证患者良好的睡眠和休息。

（9）采取措施，使排尿、排便功能及早恢复。①术后留置胃管，保持胃肠减压通畅，有效减压；②协助患者翻身及做床上运动，鼓励患者早期下床活动，以预防褥疮的发生；③遵医嘱让患者早期活动，并逐渐增加其活动量。

（10）让患者保持良好的心态，解除或减轻紧张、焦虑等不良情绪。

（11）遵医嘱给患者术后镇痛。术后麻醉作用消失后，患者即开始感觉切口疼痛，24小时内最为剧烈，2—3天后可逐渐减轻。针对患者术后的疼痛采取以下措施：①首先要消除患者对疼痛的恐惧心理，给患者耐心细致地讲解疼痛发生的原因，通过适当的调整体位、做深呼吸、放松等的训练可以缓解患者的疼痛；②帮助患者解除引起疼痛的原因，如腹胀及膀胱膨胀所引起的疼痛，在做肛门排气和诱导排尿后可减轻；因石膏绷带压迫引起的疼痛，做石膏开窗或切开后可以缓解；③小手术后疼痛可以遵医嘱口服止痛药，大手术疼痛剧烈者术后用止痛泵或肌肉注射哌替啶。④密切观察患者应用止痛药后的疗效，预防并发症。

（12）对于长期卧床的患者相关人员要帮其勤翻身、拍背、按摩、温水擦浴，观察其全身皮肤情况，保持床铺平整、清洁，预防褥疮。

第四节　肿瘤患者的康复训练

一、肿瘤患者在康复期进行锻炼的必要性

（1）肿瘤患者卧床休息时间过长，如不注意锻炼，就有可能出现肌肉萎缩、关节强直、器官组织功能退化等并发症，因而在自身体质允许的情况下，肿瘤患者应该进行适当的、有规律地锻炼。

（2）肿瘤患者进行适当的运动可以增强机体抵抗力，对疾病的康复大有益处。

（3）肿瘤患者通过锻炼，不仅能改善心肺功能，还可提高消化功能、增进食欲、恢复体力，同时还能改善神经系统功能，从而提高机体对外界刺激的适应能力，解除患者大脑皮质的紧张和焦虑，有助于其休息和睡眠。

（4）肿瘤患者通过锻炼可坚定战胜疾病的信心。

（5）肿瘤患者通过锻炼增加了人际交往，可以改善心情，有益于康复。

二、适合肿瘤患者康复训练的运动项目

康复锻炼有主动和被动两种类型，具体采取哪种，要根据患者的身体状况而定。

主动锻炼是指患者自己能做的各种形式的运动，以提高肌张力、改善持久力和耐力。适合于肿瘤患者康复锻炼的运动项目主要有太极拳、散步、医疗步行、慢跑、骑自行车、医疗体操等。这些运动项目大都具有增强机体功能状况、调节免疫功能、促进机体代谢、改善精神心理状态及提高机体抵抗力等多方面的作用，同时又具有运动强度适宜、简单而易长期坚持等特点，较适于肿瘤患者进行康复锻炼。

被动锻炼是指借助于他人的操作（如按摩）而使患者被动接受运动，以改善局部血液循环，使身心放松从而帮助机体功能康复。

三、肿瘤患者进行康复训练的方法

（1）康复训练开始的时机

术后患者若无禁忌证，可在1—7天后离床活动。放疗、化疗患者在无禁忌时，若身体情况许可，可尽早开始锻炼。

（2）坚持量力而行、循序渐进的原则

患者的康复锻炼可由简到繁，由轻微运动逐渐加大运动

量，根据自己的承受能力，逐步坚持运动，使自己能适应日常生活需要。运动可以就从料理自己的简单生活开始，然后视体力再增加运动量。

术后患者早期离床可做轻微正常活动，如由家属搀扶在病房里走动，以促进身体各部功能的恢复，禁止攀高、骑车等剧烈运动。

手术创伤较重者，术后体力较差，不能下床时，可在床上做肢体运动和翻身动作。

术后身体恢复良好后，可逐步加大运动量，变换锻炼内容，从散步、太极拳到做体操，乃至慢跑。

放化疗期间患者可做轻微活动，治疗后可逐步增加运动强度。

（3）不宜进行康复训练的情况

康复期患者出现病情复发或其他并发症，如上呼吸道感染、发热、腹泻等。放疗、化疗患者出现血象异常，如白细胞降低、有出血倾向。

（4）密切注意身体状况

患者在参加体育锻炼之前，应请医生较全面地检查一次身体，充分了解自己，然后根据自己的情况，选择自己喜欢的、适合自己状况的运动项目。患者在参加体育锻炼的过程中，要善于自我观察，防止出现不良反应，并定期复查身体，以便调整锻炼方法。

第六章

肿瘤患者的安宁疗护

本章概述

当肿瘤患者疾病发展至晚期，手术、放疗及化疗等抗肿瘤手段已经无效，患者同时合并较多并发症状，则需要转变诊疗方式，将针对肿瘤的治愈治疗转变为针对症状的舒缓治疗，也就是安宁疗护。

第一节　安宁疗护的理念及现状

一、安宁疗护的含义

按照世界卫生组织的定义，安宁疗护是指对不能治愈的病患采取积极的、全面的照顾，其目的是保证病患和其家庭的生活最佳质量。其关注点则在于控制疼痛及其相关症状，减轻痛苦和提升余日的生活质量。并结合心理及精神层面的照顾，让病患有尊严地活出自己的生命。因此，安宁疗护强调的是身体、心灵全面的照顾，关心病人在面临死亡的调适问题。

基本概念：安宁照顾的服务对象，目前主要指癌症末期病患及其家属。

（1）医疗单位需了解其病人终需一死。

（2）医疗单位对病人有持续医疗照顾之责任。

（3）医疗单位没有责任为了维持生命而不惜任何代价。

（4）虽然拒绝治疗会导致死亡的提早到来，病人也没有责任必须接受所有的医疗措施。

（5）不管为了解除疼痛或延长生命，所有的治疗行为都有其隐藏的危险。

（6）疾病之预后及其延续性照顾为一种艺术而非科学。在一般性原则之外，有许多的个案会归属于例外。

（7）医疗照顾需考虑患者家属整体，并需要团队性的照顾。安宁疗护沿起自中世纪之 Hospice，原意是指提供朝圣者或长程旅行者休养体力之中途驿站。1967 年 6 月，英国桑德丝博士（Cicely Saunders）成立 Hospice 医院（St. Christopher's Hospice），是为照顾临终垂危病患的医疗机构，帮助那些正走入人生最后一程的病患及其家属。

由于其诊治模式以尊重为首，并兼顾身心精的诊疗，目前已经从医疗工作发展成为一种社会运动，敦促人类去思考生存的价值、生活的目标，以及生命的终极意义，并邀请大家一起认真面对死亡，讨论死亡，甚至于能够在医疗团队帮助之下勇敢地面对死亡。

二、中国安宁疗护的现状

安宁疗护是社会文明进步的标志，也是医学人文的最佳体现。半个多世纪过去，安宁疗护服务理念在国际上得到了广泛地认可和传播，已经发展成一个独立的专业的医学学科。我国多个地区以不同形式进行了安宁疗护的探索，形成了具有中国特色的安宁疗护诊疗模式。

中国的安宁疗护始于上世纪八十年代，1982 年香港九龙圣母医院首先提出善终服务，1992 年建立第一个独立的安宁疗护机构——白普理宁养院。1983 年台湾地区开始安宁疗护工作，1990 年马偕纪念医院成立了台湾第一家临终关怀住院机构，1996 年安宁缓和居家护理纳入台湾全名健康保险，2000 年 5 月台湾地区通过安宁缓和医疗条例。

中国内地安宁疗护始于 1988 年，天津医科大学成立第一家临终关怀中心，它的建立在我国安宁疗护发展史上起着标志性的作用。而后北京、上海、广州等全国各大城市及地区纷纷创办临终关怀医院、病区或护理院。1998 年，汕头大学医学院附属第一医院在李嘉诚先生的捐助下建立了全国第一家宁养医院，对国内安宁疗护的发展起到了重要的推动作用。2006 年 4 月，中国生命关怀协会（Chinese Association for Life Care）成立，标志着安宁疗护有了一个全国性行业管理的社会团体。2012 年，上海开展安宁疗护项目试点，率先在全国城市社区卫生服务中心设置了安宁疗护病房。随着上海新一轮社区卫生服务综合改革的启动，安宁疗护服务已列入社区卫生服务中心的基本服务项目目录。2016 年 4 月，全国政协召开第 49 次双周协商座谈会，以"推进安宁疗护工作"

为主题进行建言献策。当时中国包括香港和台湾地区在内的 30 个省、市自治区已相继创办了临终关怀机构 100 多家，拥有近千名从事安宁疗护工作的专业人员。

2017 年 2 月，国家卫生计生委印发《关于安宁疗护中心的基本标准和管理规范（试行）的通知》、《关于印发安宁疗护实践指南（试行）的通知》，同时选定北京、上海、吉林、河南、四川作为第一批安宁疗护试点地区。经过两年多的发展，我国已在局部构建了市县（区）多层次的医疗服务体系，形成医院、社区、居家、医养结合、远程服务等模式，初步构建了安宁疗护的基本体系。2019 年 5 月，国家卫生健康委办公厅印发《关于开展第二批安宁疗护试点工作的通知》，第二批试点扩展到全国 71 个市（区），围绕开展试点调查、建设服务体系、明确服务内容等任务，推动全国安宁疗护试点工作扎实开展。2020 年 6 月 1 日起施行的《基本医疗卫生与健康促进法》第三十六条明确规定了医疗机构应向公民提供安宁疗护，即"各级各类医疗卫生机构应当分工合作，为公民提供预防、保健、治疗、护理、康复、安宁疗护等全方位全周期的医疗卫生服务。"这是安宁疗护首次写入我国法律，意味着安宁疗护服务从此"有法可依"。这是安宁疗护专业在我国发展的里程碑，意味着"生命终末期患者照护"领域的工作有了官方的正式支持和认可。截至 2020 年底，全国设有安宁疗护科的医院达 510 个，全国安宁疗护试点扩大到 91 个市（区），两证齐全（具备医疗卫生机构资质，并进行养老机构备案）的医养结合机构达到 5857 家，床位数已达 158 万张。

目前我国安宁疗护制度正在稳步发展，国家相继出台了多部政策文件支持、保障安宁疗护制度的推行，但仍有诸多问题亟待解决。

（1）安宁疗护宣传不够，公民对于死亡的观念较为传统。

（2）我国安宁疗护地区发展不平衡，人力资源及团队不足。

（3）我国关于安宁疗护的法律规定较为宽泛。

（4）安宁疗护服务中病情告知不足，容易引发医疗纠纷。

三、中国安宁疗护的模式

（一）医疗机构安宁疗护模式

医疗机构主要通过安宁疗护病房、姑息治疗病房、临终关怀病房等为患者提供安宁疗护服务。医疗机构具有专属的独立病房、健全的医疗设备及充足的医疗人力资源。其中，医院多学科协作模式是安全有效的安宁疗护管理模式，其团队包括医生（全科医生和专科医生）、护士、药剂师、营养师、物理治疗师、社工、志愿者、神职人员等，为终末期患者提供针对性的症状管理，舒适照护，心理、社会和精神支持，从而改善其生活质量。由于我国医疗机构以公立医院为主，床位紧张、医疗资源不足等原因，在一定程度上制约安宁疗护的发展。

（二）社区型安宁疗护模式

随着我国老龄化进展，家庭结构发生变化，社区安宁疗护在我国也逐渐发展起来，被大众认知接受。社区临终关怀开展的服务内容主要包括基础护理、心理护理、疼痛护理（药物治疗和非药物治疗）以及对患者和家属进行死亡教育，在实践中逐渐提高和完善社区安宁疗护的护理管理模式。但是，社区临终关怀的开展仍存在许多问题，如从事临终关怀的专业人员学历层次较低、总体素质不高，其具备的专业知识水平有限；服务对象仍局限于晚期癌症患者以及老年患者；资金不足等进一步影响制约了社区临终关怀事业的发展。

（三）居家安宁疗护模式

一部分患者对于住院有诸多担心，如不必要的医疗措施、缺乏心理层面的照顾、缺乏家庭安全感的支持、无法尊重患者的选择等，因此安宁疗护居家模式也随之产生。家是最佳的病患疗养场所，它能带来温馨与安全感；让病患在家安息，亦合乎我国的民间习俗。在医护小组的医疗服务与卫教指导下，家属能熟练的照顾病人，并可增进家属与病患之间的亲密感。目前，我国社区居家安宁疗护尚处于起步与试点阶段，仍面临着国家立法缺失、付费标准与医疗保险报销范围尚未统一、患者的准入标准尚未明确、人才短缺等问题，导致社区居家安宁疗护服务供给能力和利用率都较低。

（四）医养结合安宁疗护模式

人口老龄化形势日趋严峻，独立的医疗卫生或养老服务体系都难以满足老年人多层次、多样化健康养老需求。以居家为基础，社区为依托，机构为补充、安宁疗护为拓展的"四位一体"的医养服务发展模式越来越受到大家的关注。依托老人日间照料中心、老人周转房等社区场所开展医养结合工作，人群主要是既有医疗需求又有养老需求的老人。以住院病人收住入院，好转后按需求转入养老模式。"医""养"互换时仅切换信息和管理路径，大大方便了老人的就诊和护理。

（五）互联网＋安宁疗护模式

我国的安宁疗护服务机构及专业人员远远不能满足人们的需要，能够提供安宁疗护服务的人力资源严重短缺，实现高效、高质的优质照护服务离不开互联网技术，"互联网+ 安宁疗护"是服务的升级，也是创新互联网医疗模式的体现。以线上申请、线下服务模式为主，弥补传统医疗护理工作的不足，提升服务质量，更好地服务病人。探索是顺应人口发展形态的必然，也是顺应社会需求的重要体现。"互联网+ 安宁疗护"的出现有利于缓解国内医疗行业资源配置低下的问题，优化医疗资源合理配置，加强"互联网+ 安宁疗护"模式建设，提升优质服务质量，在现行的医疗模式下，借助互联网推动安宁疗护在全国广泛发展。

四、安宁疗护的目的

安宁疗护最终的目的就是让死者善终，生者善别。

1. 减少患者痛苦

安宁疗护不以治愈疾病为目的，而是通过各种不适症状的控制，减轻患者痛苦，提高其生活质量。

2. 维护患者尊严

尊重患者的对疾病知情权和治疗的选择权，尊重患者的文化和习俗需求，采取患者自愿接受的治疗方法。

3. 帮助患者平静离世

通过与患者及家属沟通交流，了解患者未被满足、人际关系网及想要实现的愿望，帮助患者满足愿望、了却遗憾，使其内心平和、精神健康，最后平静离开人世。

4. 减轻丧亲者的负担

通过安宁疗护多学科队伍的照护，减轻家属的照护负担；并给丧亲者提供居丧期的帮助和支持，帮助丧亲者度过哀伤阶段。

5. 提高社会对生死观的认识

在中国传统文化背景下，"死亡"是一个禁忌话题，民众普遍心存抗拒。安宁疗护以生死教育为基础，使民众逐步接受安宁疗护理念，为终末期患者及家属树立正确的生死观。

6. 优化医疗资源配置

中国老龄化、慢病化日益严重，生命终末期医疗照护需求日益增加，安宁疗护能合理分配、高效利用医疗资源，在一定程度上缓解公立医疗机构医疗资源紧张问题，避免过度医疗，进一步优化我国医疗资源配置。

第二节　安宁疗护患者的症状管理

　　安宁疗护中的晚期肿瘤患者，往往伴随着各种不适症状，譬如：疼痛、呼吸困难、咳嗽咳痰、咯血、恶心呕吐、呕血便血、腹胀、水肿、发热、厌食、口干、睡眠/觉醒障碍、谵妄、顽固性呃逆、吞咽困难等。要实现患者临终时"身无痛苦，心无牵挂，人有尊严"的优逝目标，除给予患者心理、精神、社会等全方面照护外，各种不适症状的控制最为重要。

一、疼痛

　　定义：疼痛是癌症患者最常见的症状，尤其对于生命末期患者，约70%—80%均伴有疼痛症状。疼痛是伴随现有的或潜在的组织损伤引起或与损伤有关的感觉和情绪上不愉快的体验。

1. 疼痛的原因

　　肿瘤患者常见疼痛的原因与肿瘤本身及治疗相关，由检查引起的或者与肿瘤无关的疼痛。与肿瘤相关的原因有骨头、神经被压迫或浸润、内脏器官受影响等；与治疗相关的则是有手术后疤痕或粘连、放射治疗后纤维化、化疗后神经变化及其他与不活动有关的便秘、压疮等。

2. 疼痛的类型

肿瘤终末期病人疼痛的型态与特征分为躯体性疼痛、脏器性疼痛、神经性疼痛三种。躯体性疼痛的特性为：可定位的局部压痛感、持续性穿刺痛或尖锐痛，可因移动而加剧疼痛，如骨痛；脏器性疼痛的特性为：不易定位的绞痛、持续性钝痛或闷痛，可伴有转移（referred pain）及恶心呕吐的症状发生；神经性疼痛的特性为：持续性钝痛且有间隔性抽痛、烧灼感，穿刺及压迫性感觉异常，通常较为严重，对止痛药效果较差，需合并辅助性止痛剂使用。

3. 生理疼痛的治疗原则

先做评估，包括疼痛部位、疼痛强度、疼痛性质、疼痛持续时间、使疼痛加重和缓解的因素、疼痛对患者生活质量的影响，有无药物滥用史、心理社会文化因素等。依疼痛特性分辨躯体性疼痛、脏器性疼痛或神经性疼痛。

（1）制定减轻痛苦目标

首先改善疼痛引起的睡眠障碍，再减轻身体静止时的疼痛，之后减轻身体移动时的疼痛。

（2）世界卫生组织疼痛治疗之三 B 原则

Bythemouth（口服）

Bytheclock（定时给药）

Bytheladder（依三阶段给药）

第一阶：非甾体消炎药±辅助疗法

第二阶：弱鸦片类（或低剂量强鸦片类）±非甾体消炎药±辅助疗法

第三阶：强鸦片类±非甾体消炎药±辅助疗法

4. 心理性疼痛

当病人有无法解释的痛、强烈的情绪反应，或对一般治疗方式都无效时，要考虑可能是社会心理性疼痛。以下是造成疼痛症状的常见问题：

（1）害怕无法控制的症状、失去自主能力、成为别人的负担，或担心死亡的过程。

（2）思考有关生命的意义，与现实存在的关系，包括个人、大自然、生命与死亡无法解释的秘密、神与宗教，这种疼痛常在重大危机时出现。

5. 合理应用非药物治疗

在癌症疼痛控制中，恰当应用非药物疗法有时可以起到意想不到的效果，包括按摩、冷热敷、经皮神经电刺激、放松训练、想象、催眠等。

二、呼吸症状

呼吸系统的症状有呼吸困难、咳嗽、咯血等。在生命的最后6周内常伴有呼吸困难，其发生率仅次于疼痛和进食困难。呼吸困难不仅是躯体症状，还可能受心理、社会、精神多方面因素影响。

（一）呼吸困难

定义：患者感觉吸气不足、呼吸费力，表现为呼吸频率、节律和深度的改变。严重时可出现张口呼吸、鼻翼扇动、端坐呼吸，甚至发绀。呼吸困难是呼吸衰竭的主要临床症状之一。

1. 呼吸困难的原因

与癌症有关的如呼吸道或肺部癌细胞的阻塞或侵蚀；与治疗有关如肺叶切除或放射线治疗后的肺纤维化；其他如心脏疾病、精神心理疾病等亦会造成呼吸困难。

2. 呼吸困难的处理

（1）非癌症因素非药物治疗

①让病人及家属了解呼吸困难的原因，以及病情的转变。

②处理病人的情绪，如焦虑、害怕等。

③帮助病人调适身体变化的情形。

④适当调整病人的坐姿及摆位，尽量利用各式枕头。

⑤呼吸训练。

⑥放松技巧。

药物治疗：

①氧气。

②吗啡。

③气管扩张剂、茶碱类药物。

④类固醇吸入。

⑤苯二氮卓类药物。

⑥气道分泌物过多，可以使用东莨菪碱、阿托品等药物。

（2）癌症因素

手术、化学治疗、放射治疗、冷冻、镭射等抗肿瘤治疗。

（3）癌症并发症因素

抽胸水，抽腹水，类固醇，输血等。癌性淋巴管浸润、放射性肺炎、上腔静脉阻塞综合征等引起的呼吸困难，可以考虑使用糖皮质激素。

（二）咳嗽、咯血

定义：咳嗽是人体保护性反射动作。通过咳嗽可将呼吸道内的病理性分泌物和外界进入呼吸道的异物排出。咯血是指喉及喉部以下的呼吸器官（即气管、支气管或肺组织）任何部位的出血，并经咳嗽动作从口腔排出的过程。咯血不仅可由呼吸系统疾病引起，也可由循环系统疾病、外伤以及其他系统疾病或全身性因素引起。应与口腔、咽、鼻出血以及呕血相鉴别。

1. 咳嗽、咯血的原因

肿瘤性疾病，如肺癌、胸腺瘤及肺部转移瘤等导致局部的溃疡，或侵犯到血管导致出血；炎症相关疾病，如慢性阻塞性肺疾病、支气管扩张或者本身的气道异常、气管发育异常，可导致剧烈的干咳，局部血管破裂就会引起咯血；还有一些比较少见的情况如肺栓塞。

2. 咳嗽、咯血的处理

咳嗽的处理

（1）病因治疗

全面评估咳嗽的原因，如肿瘤的浸润或阻塞、胸腔积液或心包积液、感染、胃食管反流、COPD 或慢性心衰加重等，进行相应的病因治疗。

（2）药物治疗

①干咳给予镇咳；伴有咳痰需要使用黏液溶解剂。

②肿瘤相关的炎性反应性咳嗽给予支气管扩张剂和糖皮质激素（如泼尼松）。

③终末期伴有气道分泌物增加的咳嗽症状可给予抗胆碱能药

物（如东莨菪碱）抑制分泌物，缓解气道痉挛。

④存在胃食管返流的慢性咳嗽，必要时应用制酸或胃动力药物（如多潘立酮）。

⑤咳嗽的症状可以选用润喉止咳糖浆，效果欠佳使用阿片类药物，如双氢可待因或吗啡。

⑥顽固性的咳嗽可以考虑雾化吸入局部麻醉药物，比如利多卡因。其他药物如安定、加巴喷丁、卡马西平、阿米替林、沙利度胺。

咯血的处理

（1）病因治疗

全面评估咯血的原因，如肿瘤的浸润或 COPD 或支气管扩张、肺结核、肺栓塞等，进行相应的病因治疗。

（2）药物治疗

①镇静、休息和对症治疗。

②中量咯血者，监测血压、脉搏，使用止血药：氨甲环酸、维生素 K 等。

③大咯血者保证气道开放，适当给予止咳、镇静剂以减少咳嗽，给予垂体后叶素、普鲁卡因、维生素 K 等止血药物，必要时给予紧急外科手术或支气管镜止血。

三、胃肠道症状

胃肠道症状与进食有关，严重影响病人生活质量，也是照顾者很大的困扰。常见的症状有恶心呕吐、味觉异常、口臭、口腔疼痛、吞咽困难、打嗝、便秘等，以恶心呕吐为最常见的症状和困扰。需要评估病史，常见原因有胃滞留、肠阻塞、肝肿大、不易咳出之黏痰、药物或代谢问题、脑部转移及心理因素导致焦虑、害怕。

定义：恶心（nausea）、呕吐（vomiting）是临床常见消化道症状，恶心为上腹部不适和紧迫欲吐的感觉，常为呕吐的前奏。呕吐是通过胃的强烈收缩迫使胃或部分小肠内容物经食管、口腔而排出体外的现象，两者均为复杂的反射动作，可由多种原因引起。

1. 恶心呕吐原因

肿瘤本身及其合并症以及抗肿瘤治疗均可引起恶心呕吐。安宁疗护患者的恶心呕吐可能与多种症状伴发出现，需要排除脑移、肠梗阻等合并症，同时需判断是否存在焦虑等情绪。

2. 恶心呕吐处理

药物治疗：

①如化疗相关性恶心呕吐根据致吐风险、发生时间选择相应

的止吐方案。

②胃排空障碍时加用多巴胺受体阻滞剂（甲氧氯普胺，5 mg/6h～10 r），胃炎或胃食管返流加用质子泵抑制剂。

③糖皮质激素适用于多种情况，如脑转移和肠梗阻。

④有焦虑情绪的给予镇静剂。

⑤顽固性恶心呕吐可给予联合用药，如，糖皮质激加奥氮平等。

非药物治疗：

①制造愉悦的环境，转移患者的注意力。

②根据患者的嗜好，给予清淡易于消化的高营养、高维生素的流质或半流质饮食。

③多安慰和鼓励患者，减轻心理压力和焦虑恐惧紧张的情绪。

四、总结

安宁疗护秉承全人照护的理念，为终末期患者提供身、心、社、精的全面照护，症状控制是安宁疗护的基石，如果不能有效地缓解症状，则心理支持、交流沟通等都将失去基础。对终末期患者给予缓解痛苦症状的药物治疗，致力于提高患者生命质量，维护生命尊严，真正体现安宁疗护的人为关怀。

第三节 安宁疗护患者的舒适护理

安宁疗护中护理的作用十分重要，除了常规科室的医疗护理，还有着其特色的舒适护理，如床上洗头、沐浴、芳香按摩、体位转换等，其目的是给予患者优质的照护，使其保有最大的舒适，有尊严地走完生命最后一段。

一、床上洗头

（一）目的

1. 给长期卧床的患者床上洗头去除异味减少瘙痒，使患者感觉舒适，提高生活品质。

2. 洗头的同时可做穴位按摩，促进患者的睡眠。

3. 与患者建立信任与亲近的良好关系。

（二）评估

1. 评估患者病情（适合长期卧床的患者）。

2. 评估患者是否清醒。

3. 评估患者头部有无伤口、肿瘤、有无做放射治疗。

(三) 备物

隔水巾 1 条、洗头盆、防水围脖、空水桶 1 个、装温水 45 度水袋（也可根据患者喜爱温度）、移动架、洗发精、吹风机。

(四) 操作流程

1. 如果是电动床，可调整至适当高度，保障患者舒适、操作者避免弯腰为佳。

2. 移除床头挡板，准备洗头姿势。

3. 在头后垫一条长方形毛巾，以防溅湿衣物与床单。

4. 以防水塑料袋包裹枕头，放置于患者头部做支撑。

5. 放置床上洗头槽，将患者姿势调整为舒适状态。

6. 用一个空水桶盛接洗头的脏水。

7. 操作者坐在床头，用冲水瓶打湿患者头发。

8. 使用少许洗发水替患者洗头 (如头部有伤口可使用中性肥皂及清水清洗)。

9. 以指腹按摩头皮穴位，严禁使用指甲用力抓患者头皮，可能造成头皮抓伤。

10. 替患者洗头时可顺便进行头部穴位按摩。

11. 清洗完后为患者进行冲水。

12. 用干毛巾包裹洗好的头发并擦干，撤掉洗头槽。

13. 使用吹风机为患者吹干头发，手挡在头发与吹风机中间。

（五）注意事项

1. 使用的用物注意避免让患者感到不适，预防再度伤害。

2. 对头部有伤口的患者及肿瘤患者必须特别小心，不可用指甲抓，不可用含化学成分的洗发露，可用中性肥皂。

3. 使用吹风机时，要用手挡在头发与吹风机中间，以免患者烫伤。

4. 为了保护患者及保护自己，可根据情况戴手套替患者洗头。

5. 用指腹按摩头皮穴位。

二、音乐疗法

（一）目的

1. 运用音乐特有的生理、心理效应，使患者在医护人员的共同参与下，通过各种专门设计的音乐行为，经历音乐体验，达到消除心理障碍，恢复或增进心身健康的目的。

2. 能改善心理状态，通过音乐，可以抒发感情，促进内心的流露和情感的相互交流。

3. 助于消除心理、社会因素所造成的紧张、焦虑、忧郁、恐怖等不良心理状态，提高应激能力。

4. 与患者建立信任与亲近的良好关系。

（二）评估

患者年龄、性格、爱好、病情、心理状况、文化背景、职业。

（三）操作流程

1. 主动音乐疗法

（1）携用物至床旁，称呼患者，自我介绍，解释操作。

（2）为患者取舒适体位。

（3）医护人员与患者一起合作并且分别演唱歌曲。

（4）让病人一边放音乐一边演唱自己喜欢的歌曲，使病人演唱中情绪高涨、心理充实而达到放松、治疗的效果。

2. 被动音乐疗法

（1）携用物至床旁，称呼患者，自我介绍，解释操作。

（2）为患者取舒适体位。

（3）安静柔和环境，根据患者需求可适当的关窗帘。

（4）先对病人催眠，使病人潜意识中的活动呈现出来。

（5）播放事先选好的音乐，边听边进行中性的引导，让病人产生想象，然后自由联想，不断报告他的感受，病人跟着音乐走，医护人员跟着病人走，使病人在不知不觉中，充分进行自我认识，重新认识丰富的世界。

3. 综合音乐疗法

（1）携用物至床旁，称呼患者，自我介绍，解释操作。

（2）为患者取舒适体位。

（3）安静柔和环境，根据患者需求可适当的关窗帘。

（4）以柔和的体操伴随熟悉的充满激情的音乐，或以精油按摩伴随熟悉的轻松音乐指导进行肌肉松驰。

（5）指导病人伴随音乐的特殊意象，构想自己起着积极作用，解决某个问题或改善情绪。

（四）注意事项

1. 音乐治疗时间每次不宜过长或过短，一般时间控制在一到二小时。

2. 治疗过程中主意观察患者内在感受和外在表现。

3. 注意插入暗示语言的时机。

4. 在患者出现异常情绪反应时及时终止音乐治疗。

5. 注意保护患者隐私。

三、芳香治疗

(一) 目的

1. 增进护患关系。

2. 舒缓患者心理、身体、精神等。

3. 运用手法按摩，可改善患者局部症状。

4. 促进睡眠，缓解压力。

(二) 评估

1. 患者的身体状况、疾病、精神状态、心理状态，皮肤有无伤口、有无水肿，有无植物过敏史。

2. 按摩部位是否有肿瘤侵犯。

3. 四肢是否有血栓。

4. 相关治疗方向等。

(三) 操作流程

1. 携用物至床旁，称呼患者，自我介绍，解释操作。

2. 隐私部位需酌情关闭门窗，协助取舒适体位，评估皮肤情况。

3. 操作前操作者应洗手，并协助患者做好皮肤的清洁护理。

4. 针对患者情况选择合适精油（调配好单方、复方精油），操作者手部无指甲，避免划伤患者；操作者要搓热双手，避免寒冷刺激患者；患者平卧位，操作者站于或坐于床头。

头部：用指尖沾调配好的精油涂抹于太阳穴、额头，用指头按摩太阳穴、额头、整个头皮。

颈部：使用滑动轻抚及揉捏的按摩手法，利用大姆指和手掌，重复来回按摩。

腹部：使用滑动轻抚的按摩手法，自己按摩时，采顺时钟方向画圈动作。

手臂：将精油倒入手心，相互揉搓，使用滑动轻抚及揉捏的精油按摩手法，由下往上按摩。

腿部：将精油倒入手心，相互揉搓，使用滑动轻抚及揉捏的按摩手法，由下往上按摩到大腿。询问患者力道是否能能接受，操作过程中观察患者病情变化，操作时间以患者耐受为主，不宜超过 30 分钟，操作结束后，可向患者预约下次抚触时间。

（四）注意事项

1. 按摩者注意指甲剪短，防止指甲伤到患者。

2. 精油都是植物提取物，有些人对此可能存在过敏，使用前滴 1 滴精油与手腕背部，用胶带，用胶布贴住，一般半小时后若有皮肤不适或起红斑现象立即用冷水冲洗干净。过敏反应一般发生在半小时内，超过半小时后应是排毒现象。

3. 精油浓度极高，大部分使用时都必须加以稀释，使用精油前首先要使用基础油稀释，溶度面部为 0.5%—1%，身体不超过 3%。

4. 精油按摩时可滴于患者皮肤上，根据患者的情况，选择合适的手法按摩。

四、濒死护理与遗体护理

（一）目的

1. 与家属建立信任关系，提供抒发哀伤情绪的机会，提供有关病人病情及照顾的信息与建议，提供支持与关怀。

2. 协助缓解濒死病人躯体上的痛苦、减轻心理上的各种苦楚。

3. 维持尸体姿势、外观良好，易于辨认。

4. 引导家属向病人作四道人生：道歉、道谢、道爱、道别。

（二）评估

1. 濒死病人的躯体症状：进入濒死期病人各种循环功能减退，病人表现为皮肤苍白，湿冷、大量出汗，发绀血压下降，呼吸急促表浅呼吸困难，出现潮式呼吸，间断呼吸，脉搏快而细。

巩膜水肿，陈-施呼吸、眼神涣散无焦距、睡眠时眼睛无法完全闭合，末梢冰凉或者发绀。

2. 濒死病人的心理表现：患者想回家了，预感来日不多，主动做死亡准备或后事。

3. 了解死者的民主习惯及宗教信仰，家属的心理状态及对护理的要求。

4. 家属对死亡的态度及合作程度。

5. 遗体护理前应评估尸体的清洁度，有无伤口、引流管等。

（三）备物

绷带、3M 纸胶、纱布、剪刀、手套、纸尿布或纸尿裤、卫生纸、化妆箱，深色毛巾、浴巾 1 条、小面巾 2 条，有伤口备换药敷料。

（四）操作流程

1. 濒死护理

（1）患者病情恶化，家属感到焦虑、紧张不安。医生给予患者进行身体评估。

（2）召开家庭会议，医生向家属解释患者病情状况及病人的余生期待为何，以便配合。

（3）协助家属做心理准备，引导家属说出心中担忧，并协助家属后事处理事宜。

（4）医生以病情资料向家属解释病人目前情况与后续处理方式，与家属讨论达成共识。

（5）鼓励家属把握患者剩余时间、陪伴照顾患者并四道人生（道歉、道爱、道谢、道别）。

（6）当患者呼吸心跳停止，向医生报告，医生评估患者各项指征，判断患者已临床死亡后带领医疗团队宣告患者死亡时间，并向患者及家属鞠躬，表示敬意与哀悼。

（7）医疗团队运用同理心，陪伴家属，予以哀伤抚慰。

2. 遗体护理

（1）撤除一切治疗用物，放平床支架，患者可能会出现呕吐物或血液流出，在枕头上垫上深色毛巾及防水垫以免弄脏衣物及床单。

（2）邀请家属一同为患者清洁身体。替患者洗脸，邀请患者家属一同为患者清洗，替患者换上喜欢的衣物。如眼睑不能闭合，可用毛巾湿敷，有义齿代为装好，口唇不能闭合，可用小毛巾托起下颌，使患者嘴巴闭合。

（3）根据患者平日里喜欢的妆容为病人化妆，引导家属四道人生——道谢、道爱、道歉、道别。

（4）护送患者离开病房，相互致意（家属向医护人员鞠躬，感谢他们的辛劳照顾，医护人员鞠躬，恭送病人及家属离开病房。）

（四）注意事项

1. 听觉为最后消失，患者被宣告死亡后还可能听得见，此刻要把握最后机会引导家人向患者做"四道"人生。

2. 仍将遗体视为活人看待，助家属度过最急性的伤恸。如为患者清洁身体时用浴巾遮住患者的隐私部位，每做一个动作之前都要向患者说明原因。

3. 可询问家属是否愿意一起做遗体护理，给家属最后一次亲自照顾患者的机会。

4. 为遗体擦澡后穿上纸尿裤，以免弄脏衣服。

5. 护士做遗体护理，态度应严肃、认真，尽量根据家属风俗习惯来执行，使其满意。

第四节　安宁疗护患者的心理照护

心理照护的目的是恰当应用沟通技巧与患者建立信任关系，引导患者面对和接受疾病状况，帮助患者应对情绪反应，鼓励患者和家属参与，尊重患者的意愿做出决策，让其保持乐观顺应的态度度过生命终期，从而舒适、安详、有尊严地离世。

一、医患沟通

医患沟通是指医护人员与患者之间及其亲属之间的沟通，是建立良好关系的重要环节，也是满足患者被尊重、被关爱的心理需要的基本形式。医患沟通作为建立良好医患关系的桥梁，可以拉近双方的距离，加深医患双方的了解，增进理解和友谊，改善医患关系，提高医疗质量。

在与终末期患者的沟通中，要尊重和关爱患者，避免使用刺激对方情绪的语气、语调、语句；避免压抑对方情绪，刻意改变对方的观点；避免过多使用对方不易听懂的专业词汇；避免强求对方立即接受医护人员的意见和事实。尽可能耐心，专心和关心地领听患者的叙述。

二、生命教育与哀伤辅导

生命教育与哀伤辅导，是医护临床胜任力的新内涵，尤其是安宁疗护关怀体系的新使命。不同于推动"公众理解生死"的国民生命教育，生命教育是针对慢病阶段老龄患者；哀伤辅导是针对生命终末期的将逝者及其家属。

生死教育主要有两方面的内容：一是患者生死教育，包括建立信任关系期一般会谈期、开启话题期、学会告别期的生死教育；二是家属的生死教育，包括死亡前、濒死期、临终时、死亡后的生死教育。

1. 患者生死教育

（1）建立信任关系期

患者入院时主动介绍自己，了解患者疾病情况、生活环境及状态，并用关怀性的话语进行交谈。

（2）一般会谈期

选择合适的时机，在患者身体无明显不适、获得患者允许后，与患者建立和谐的谈话关系。

（3）开启话题期

在患者讲述感受时，使用同理反应，引导患者就此话题进行更深入的探讨，让其尽可能地表达自身意愿，确定患者的需要，应用技巧帮助其解决问题。可以提醒患者的事项有：与亲人的告别、嘱咐、遗产、保险、过户、继承、丧礼的仪式等。

（4）学会告别期

鼓励患者与亲友"四道"——道谢、道爱、道歉、道别，以完成对亲人及朋友"宽恕与被宽恕"这一事宜。

2. 家属的生死教育

（1）死亡前的生死教育

指导家属保持自身健康和保存精力。教会家属如何与患者进行沟通，多陪伴在患者身旁。

（2）濒死期生死教育

向家属解释正常濒死过程的现象，告知死亡将近。鼓励家属利用患者清醒的时间和他讲话，握手为他祷告。

（3）临终时的生死教育

向家属告知尸体料理的全过程与注意事项，并邀请家属共同参与，如为患者擦净全身、穿衣服等。

（4）死亡后的生死教育

告知殡葬、遗体捐献等事项。哀伤期指导，鼓励家属积极参加社会活动，建立新的人际关系，使之能够独立生活。组织有相同经历的家属在谈心室会谈，畅所欲言，互相发泄不满情绪并交流情感经历。

三、冥想

冥想是通过关注训练意识和注意力的自我调控练习，使精神得到更高的控制，让个人获得宁静、明晰和专注，达到身心放松的状态。该项操作者需要经过相关培训方可进行。

进行冥想前需要对患者进行评估，评估患者目前的意识、沟通能力、教育程度、个性特征，还需要评估患者的心理状况及信仰。

四、沙盘游戏

沙盘游戏疗法是由瑞士分析心理学家多拉·卡尔夫于 20 世纪 50~ 60 年代在分析心理学、世界技法和东方哲学的基础上创建的一种心理治疗技术。在这个技术中，求助者在心理咨询师的陪伴下，利用各种沙具和沙子，在沙箱中制作一个场景以展现求助者的潜意识、促进意识与潜意识的交流与融合，并且通过将集体潜意识的原型表现在沙盘中使原型进入意识层面而促进这些原型的发展，最后实现心理治疗。

如果患者对沙盘游戏有强烈的抵触情绪或者具有强迫性的行为和思维等，不适宜接受该项疗法。除了干沙之外，还可以使用湿沙。咨询师可以为患者提供一盆清水，这样患者可以把水倒入沙箱，形成真正水的感觉；或者只是把沙子弄湿，从而可以塑造出不同的沙雕，使沙子游戏内容更丰富，更能满足患者的心理需要。由于患者所创造的世界是其无意识的流露，咨询师必须对患者所描述的事情不做任何评价。

第五节　安宁疗护患者的社会支持

　　社会支持在安宁疗护系统中起到相当重要的作用，他可以改善家庭护理的薄弱环节，患者不是一个孤单个体，在患病前，他每年都有自己的人际交往关系，积极促进患者家属，朋友同事共同参与心理疏导工作，帮助他们从死亡的恐惧和不安中解脱出来，使其感到自己并不是孤军奋战，帮助其缓解死亡带来的心理压力，理解生命的更高意义所在，使其建立良好的心理状态。

一、安宁疗护患者社会心理需求

1. 身体需要

　　随着疾病进展，临终患者会出现疼痛、营养不良等症状。不仅需要照顾者协助满足日常生活需求，还需要家属陪同就医满足治疗需要。医疗团队除了关注症状控制，还可以教导家属照顾的技巧，寻找相应资源，增加照顾时的实际支持，减少家属的照顾负担。

2. 心理需要

当患者和家属面对疾病和死亡等状况时，往往会产生恐惧、紧张、悲观等负面情绪，焦虑、抑郁等问题也比较常见。患者和家属都需要医疗团队的理解和支持来调整情绪，做出科学理性的医疗和生活安排。

3. 社会需求

医疗团队需要协助家庭成员相互体谅，提升沟通技巧，促进家庭关系和解，达成医疗共识。安宁疗护团队有时还需对处于在经济物质和照顾上存在困难的家庭，帮助其发现和有效利用身边的资源，通过申请低保、医疗补助、大病救助、慈善基金或联络慈善团体和组织志愿者服务。媒体宣传也可以引发社会对特殊家庭的关注，但是要在患者及家属同意的前提下，减少私人信息的曝光。

4. 精神需求

面对疾病和死亡，患者和家属会产生恐惧、紧张等情绪。有专家提出，人对死亡的恐惧分 8 种：对未知的恐惧、对孤单的恐惧、对忧伤的恐惧、对丧失身体功能的恐惧、对失去认同的恐惧、自我控制能力的恐惧、撤退的恐惧和对疼痛和痛苦的恐惧。在恐惧和失落中。终末期患者开始思考生命意义以及死亡的含义，对自我价值和意义的探索更加强烈。

二、社会支持的主体

社会支持分类	具体来源
正式社会支持	各级相关政府部门，非政府正式组织
准正式社会支持	社团、社区服务机构、"癌症患者自助团体"、志愿者等
个人网络	亲属（配偶、父母、同胞、子女等）、朋友、邻居、领导、同事
专业技术人员	医务人员、医务社工、营养师、心理咨询师等

三、社会支持的内容

1. 物质性支持

即提供服务或物资帮助他人解决实际的问题和困难研究表明，这种社会支持对于低收入者与老年人群尤其重要。

2. 情绪性支持

即向他人提供情感支持、鼓励，表达关心与爱意，使人感到温暖、同情与信任。

3. 尊重性支持

即相互了解，肯定他人，在态度上与价值观上给予支持。

4. 信息支持

即给予或提供信息、建议或指导。

5. 同伴性支持

即与他人接触，满足人际关系的需要，缓解压力，促进积极心态的产生，这是一种通过正向社会反馈达到个体身心健康的支持。

6. 陪伴支持

每个人都渴望与人交往，受人接纳，有归属感。患者期望得到家族中更多亲属和朋友的关心和照顾，其原因不仅来自理需求，还来自爱与相互关系的需求。家庭是临终患者最可靠的社会支持系统，家属仍是临终患者最希望的陪伴人选。医护人员和志愿者也可以陪伴患者，一起聊天和娱乐。

这六种支持可以归结为两类：一种是客观的，可见的或实际的支持，包括物质上的支持援助、社会网络、团体关系的实际参与，稳定或不稳定的社会联系的数量和获得的程度，这类社会支持独立与个体的感受，是客观存在的现实，另外一类是指个体在社会中受尊重，被支持、理解的情感体验和满意程度这类社会支持与个体的主观感受有着密切关系。

参考文献

[1] 曹锋．肿瘤免疫治疗进展及投资展望［J］．张江科技评论，2021（06）：62—65.

[2] 刘洋．肿瘤标志物检验在肺癌诊断中的临床价值分析［J］．当代医学，2021，27（36）：97—98.

[3] 李静，刘志伟，胡晓辰．食管癌免疫治疗及其疗效评估［J］．食管疾病，2021，3（04）：307—310.

[4] 桑瑜．晚期肿瘤患者静脉营养支持治疗的护理体会［J］．当代临床医刊，2021，34（06）：100+ 31.

[5] 孙燕泥．急性白血病预后及治疗策略研究［D］．重庆：中国人民解放军陆军军医大学，2021.

[6] 胡南林．安罗替尼治疗晚期乳腺癌的疗效研究及机制探索［D］．北京：北京协和医学院，2021.

[7] 唐劲天．临床肿瘤学概述［M］．北京：清华大学出版社，2011.

[8] 王晓瑜，徐艳，吴云林．胃癌前病变逆转的中西医治疗探讨［J］．国际消化病杂志，2020，40（06）：367—370.

[9] 齐长松，程思远，沈琳．中国胃癌患者三线治疗的现状及研究进展［J］．中华肿瘤杂志，2020，42（12）：983—988.

［10］张静，邢洁，张倩，等．早期胃癌患者内镜治疗术后日常活动能力的影响因素分析［J］．中国医刊，2020，55（12）：1343—1345．

［11］姜润哲．中医关于肿瘤病因病机的认识［J］．中国实用乡村医生杂志，2020，27（10）：10—12．

［12］李姗姗，潘慧，李茗达，等．急性髓系白血病免疫治疗方式及研究进展［J］．中国细胞生物学学报，2019，41（12）：2393—2405．

［13］顾思扬．放射治疗在胃癌治疗中的作用［J］．世界最新医学信息文摘，2019，19（A4）：300—301．

［14］江飞．外科手术治疗胃肠肿瘤的临床分析［J］．临床医药文献电子杂志，2019，6（A4）：86—87．

［15］韩雪．在恶性肿瘤患者中介入放射治疗的效果分析［J］．世界最新医学信息文摘，2019，19（95）：11—12．

［16］朱雄增，蒋国梁．临床肿瘤学概论［M］．上海：复旦大学出版社，2005．

［17］姜晶．恶性肿瘤患者应用介入放射治疗的作用分析［J］．中国社区医师，2019，35（23）：38+40．

［18］李俊魁，韩慧．肿瘤化疗后重视脾胃功能的综述［J］．内蒙古中医药，2019，38（04）：108—110．

［19］胡永刚，魏建华．恶性肿瘤患者应用介入放射治疗的作用［J］．影像研究与医学应用，2019，3（07）：171—172．

[20] 代艳超，吴云，张弛，等．不同病因肝癌相关肿瘤标志物的研究 [J]．国际病毒学杂志，2019（01）：59—63.

[21] 臧佳璐，朱红梅．早期功能锻炼对乳腺癌术后康复的意义 [J]．科技资讯，2020，18（34）：199—201.

[22] 盛佳钰，刘钰，严兆霞，等．扶正中药在乳腺癌新辅助治疗中的意义 [J]．云南中医学院学报，2018，41（03）：47—50+ 54.

[23] 霍婷婷，银玲．骨肿瘤患者康复护理的临床价值探讨 [J]．黑龙江中医药，2020，49（04）：225—226.

[24] 蒋其华，诸校娟，苏琪琴．恶性肿瘤并发肺栓塞的病因分析与护理 [J]．世界最新医学信息文摘，2016，16（87）：398.

[25] 万德森．临床肿瘤学 [M]．北京：科学出版社，2015.

[26] 张清媛．肿瘤学概论 [M]．北京：人民卫生出版社，2010.

[27] 储大同．当代肿瘤内科治疗方案评价 [M]．北京：北京大学医科出版社，2010.

[28] 张启凡．肿瘤学 [M]．北京：人民卫生出版社，2005.

[29] 郭启勇，申宝忠．介入放射学 [M]．北京：人民卫生出版社，2005.

[30] 周际昌．实用肿瘤内科治疗 [M]．北京：人民卫生出版社，2010.